Dr. med. Ingfried Hobert
Selbstheilung beginnt im Kopf

vianova
Verlag Via Nova

Dr. med. Ingfried Hobert

Selbstheilung beginnt im Kopf

Blockaden erkennen, Energie aktivieren,
Resilienz stärken

vianova
Verlag Via Nova

Ein Hinweis an die Leserinnen und Leser:
Dieses Buch soll eine Hilfe zur Selbsthilfe geben. Es vermittelt eine Vielzahl sorgfältig recherchierter und erarbeiteter Informationen. Eine Garantie kann jedoch nicht übernommen werden. Die in diesem Buch enthaltenen Informationen und Empfehlungen stellen keinen Ersatz für eine ärztliche, psychiatrische oder psychotherapeutische Behandlung dar. Jede Anwendung der auf den folgenden Seiten dargestellten Informationen und Empfehlungen erfolgt im alleinigen Ermessen und in der alleinigen Verantwortung des Lesers. Weder der Autor noch der Verlag haften für etwaige Schäden, die vermeintlich direkt oder indirekt aus der Anwendung der im vorliegenden Buch enthaltenen Informationen entstanden sind.

---

1. Auflage 2026

Verlag Via Nova
Werner Vogel & Martin Büttner GmbH
Alte Landstr. 12, DE-36100 Petersberg
Telefon: (0661) 62973
E-Mail: info@verlag-vianova.de
Internet: www.verlag-vianova.de

Umschlaggestaltung: Guter Punkt, München
Satz: Sebastian Carl, Amerang
Bildnachweise: Kapitelführung © zrsryaprmld/Shutterstock;
Text © Firsova Kateryna/Shutterstock; Mandala S. 32 © Semiankova Inha/Shutterstock
Druck und Verarbeitung: Appel & Klinger Druck und Medien GmbH
DE-96277 Schneckenlohe

ISBN 978-3-86616-661-5

Inhalt

Vorwort des Dalai Lama

Die fernöstliche Medizin ist eine über Jahrhunderte gereifte Wissenschaft vom Menschen und den Umständen, die auf sein Leben Einfluss haben. Sie beschreibt in vortrefflicher Weise, was der Mensch tun kann, um gesund und tatkräftig zu leben, und wie er sein Denken und Handeln verändern kann, um darin Gesundheit und Lebensfreude zu spüren. Die tibetische Medizin kann im Westen eine Lücke schließen, wenn es darum geht, Krankheiten und Befindlichkeitsstörungen mithilfe traditioneller Untersuchungstechniken frühzeitig aufzudecken und effektiv zu behandeln.

Das vorliegende, sehr lesenswerte Buch des Naturheilarztes Dr. med. Ingfried Hobert leistet mit der ausführlichen und praxisorientierten Darstellung von Diagnose- und Therapieverfahren einen wichtigen Beitrag zur Integration der wertvollen Bestandteile besonders der tibetischen Medizin in die westliche Medizin von heute. Ich wünsche mir, dass viele Menschen zahlreiche neue Impulse für ein gesundes und ausgefülltes Leben in diesem Buch finden und dass es ihnen gelingt, diese tatkräftig umzusetzen.

Tenzin Gyatso,
der 14. Dalai Lama

Geleitwort

Die Philosophie des „Zurück zur Mitte" folgt einem positiven „Zurück zur Menschlichkeit". In einer Gesellschaft, die erwartet, dass alles schnell gehen soll, kann der Einzelne leicht die Verbindung zu sich und daraus resultierend zu seiner Mitwelt verlieren. Damit dies nicht geschieht, helfen Methoden zur Entschleunigung. Die Voraussetzung hierfür ist eine „globale Ethik". Gemeint ist eine säkulare (weltliche) Ethik, die religionsunabhängig zwischen den Menschen von Herz zu Herz gelebt wird. Sie ist auch unabhängig von einer Sprache. Die Umsetzung fängt bei jedem Einzelnen an. Ein intelligenter Geist entscheidet sich nicht aus eigennützigen Motiven hierfür, sondern weil er, wie Seine Heiligkeit, der 14. Dalai Lama es empfindet, im Mitgefühl für alle Lebewesen agieren möchte.

Eine Gesellschaft aller Länder kann nur dann erfolgreich sein, wenn ein jeder bereit ist, daran mitzuarbeiten. Daraus entstehen automatisch ein gegenseitiger Respekt und eine Toleranz dem anderen gegenüber. Für Seine Heiligkeit, den 14. Dalai Lama ist es wichtig, stetig und nachhaltig eine säkulare Ethik im Leben umzusetzen. Dann ist es einfacher, die Herausforderungen der Welt anzugehen bzw. in Frieden zu leben.

Eine gute Erziehung zielt immer auf das Zusammenwirken von Geist und Herz hin. Erst daraus entsteht eine Balance für den Einzelnen. Folglich kann „Zurück zum Mittelpunkt" auch mit „Zurück zur Meditation" übersetzt werden. Hierbei ist es das Ziel, sich im Loslassen zu üben. Es gilt, Objekte wie zum Beispiel Neid, Eifersucht oder Begierde während der Meditation loszulassen. Oder ein anderes Beispiel: Ein Auto fährt. Ist es erforderlich, ein besonders schnelles und teures Auto zu fahren? Das wäre eine Begierde, die es zu überprüfen gilt. Oder: Wie wäre es, wenn es gelänge, jeden anderen Menschen vorurteilsfrei zu sehen, wie er ist? Wenn es also gelänge, den anderen ohne eine „Brille aus Objekten" zu betrachten, die wir selbst dem anderen „andichten". Wie möchten wir selbst von anderen wahrgenommen werden? Ziel ist es, die tatsächliche Naturqualität von sich selbst oder anderen wahrnehmen zu können. So werden innere Werte sichtbar. Eine innere Entwicklung findet statt. Zudem ist der Umgang mit Gefühlen trainierbar, was auch Hindernisse zu anderen überbrücken hilft bzw. es leichter macht, mit sich selbst in Frieden zu leben.

Es gibt ein Sprichwort: „Zeit ist Geld." Doch das Leben ist so unendlich kostbar, dass ich gern formulieren möchte: „Zeit ist Leben." „Zeit ist ‚Zurück zum Mittelpunkt.'". Innerer und äußerer Druck oder Technik verlieren an Bedeutung. Dafür tritt in den Vordergrund, Harmonie, Frieden, Familie oder Freiheit zu genießen.

Warum ist eine globale Ethik abschließend betrachtet so erstrebenswert? Sie ermöglicht allen Lebewesen ein intelligentes Leben in Freiheit und Frieden, weil das Herz voller Mitgefühl auch für andere schlägt. Zum Überleben unserer Spezies ist ein soziales Wohlergehen mit mentalem Wohlbefinden erforderlich.

Dr. phil. Geshe Gendun Yonten

Einführung

Wenn ich heute dieses Buch in den Händen halte, spüre ich vor allem eines: Dankbarkeit.

Dankbarkeit für den Weg, den ich gehen durfte. Für all die Fragen, die mich nie losgelassen haben und für die ich immer wieder auf Spurensuche nach Antworten gegangen bin. Dankbarkeit vor allem für die vielen Menschen, Begegnungen und Erkenntnisse, die mir gezeigt haben, dass Heilung immer dort beginnt, wo Bewusstsein erwacht. Ein Erwachen, das meist in der Stille beginnt und dann in der Gemeinschaft integriert und ins Leben getragen wird. Erst hier, in der Resonanz und Spiegelung mit anderen, zeigt sich, wie souverän wir in unserer Mitte verankert sind.

Als ich vor über dreißig Jahren anfing, mich mit dem Thema Selbstheilung zu befassen, war ich selbst noch auf dem Weg. Ich hatte eine Vision von mir und von dem, was möglich ist. Ich wollte zur besten Version meiner selbst werden und andere Menschen inspirieren und einladen, ebenfalls auf Spurensuche zu gehen.

Ich spürte, dass in der Medizin, so wie sie immer mehr gelebt wird, etwas ganz Entscheidendes fehlte. Dass wir Symptome behandeln, ohne den Menschen wirklich zu berühren. Dass wir reparieren, wo eigentlich verstanden werden möchte, dass wir Krankheit verwalten und begleiten und dass die Möglichkeit der Heilung meist gar nicht mehr ins Blickfeld rückt. Dabei geht es doch darum, die Botschaften hinter der Krankheit zu erkennen, richtig zu interpretieren und dann auf Spurensuche nach dem zu gehen, was die natürliche Ordnung gestört hat. Und der Anfang der Störung liegt fast immer in uns. Denn wie lehren uns die alten indischen Meister: Ich bin das Licht, das der Welt ihren Glanz (oder Schatten) gibt. Ich bin mit meinen Gedanken und meiner Haltung dahinter der Schöpfer meiner Realität. Die hawaiianischen Weisen der Huna-Lehre sagten: **„Mana – alle Kraft kommt von innen."**

Huna lehrt:

- Nicht das Außen bestimmt deine Realität, sondern die **Bedeutung**, die du ihm gibst.
- **Energie folgt der Aufmerksamkeit.**
- Was du betrachtest, das verstärkst du.
- Was du liebst, das wächst.
- Was du fürchtest, das bindet dich.

Das heißt: Wir sind nicht Opfer der Welt, sondern Mitschöpfer. Ein klarer Geist, ein offenes Herz und eine ruhige innere Energie formen eine äußere Wirklichkeit, die wir selbst in unserem Kopf bestimmen. Nicht weil alles „nur gedacht" ist – sondern weil unser Denken, Fühlen und inneres Erleben die Grundlage unserer biologischen Realität bilden.

Gedanken als biologische Kräfte

In meiner ärztlichen Arbeit habe ich über die Jahre immer deutlicher gesehen: Menschen leben nicht in der Realität – sie leben in der Interpretation ihrer Realität.

Was ein Mensch regelmäßig denkt, worauf er seine Aufmerksamkeit richtet, welche inneren Bilder und Emotionen er immer wieder durchläuft, all das formt sein Nervensystem. Und das Nervensystem formt den Körper. Gedanken sind keine flüchtigen Gäste. Sie sind Signale. Sie sind Anweisungen an unsere Zellen.

Wer Tag für Tag dieselben Sorgen denkt, dieselben Ängste fühlt, dieselben inneren Geschichten wiederholt, der trainiert seinen Körper auf genau diesen Zustand. Die Biologie folgt der Gewohnheit des Geistes.

Der Moment der Entscheidung

Veränderung geschieht selten durch äußeren Druck. Sie beginnt fast immer mit einem inneren Entschluss.

Der Moment, in dem ein Mensch aufhört zu warten – auf bessere Umstände, auf andere Menschen, auf ein späteres Leben –, ist oft der Moment, in dem sich sein inneres Feld neu ordnet. Wir können nicht erwarten, dass sich unsere Zukunft verändert, wenn wir innerlich an der Vergangenheit festhalten oder zulassen, dass sich alte Überlebensstrategien und eingeschliffene Muster weiterhin unaufhörlich wiederholen und uns vom eigentlichen Leben abhalten.

Neue Gesundheit entsteht dort, wo wir bereit sind, alte Identitäten loszulassen und uns mit Mut unserer Neugierde zuzuwenden. Nicht aus Ablehnung. Sondern aus Reife.

Aufmerksamkeit lenkt Energie

Auf meinen Reisen durch die Kulturen dieser Welt ist mir – ebenso wie in der modernen Neurobiologie – immer wieder dieselbe Wahrheit in unterschiedlichen Worten begegnet: Worauf wir unsere Aufmerksamkeit lenken, dorthin fließt unsere Lebensenergie. Der Körper hört zu. Immer.

Wenn wir uns ständig auf Mangel, Krankheit oder Angst fokussieren, verstärken wir genau diese inneren Zustände. Wenn wir beginnen, unsere Aufmerksamkeit bewusst auf Heilung, Möglichkeiten und innere Ordnung zu richten, verändert sich das innere Milieu.

Nicht durch positives Denken. Sondern durch bewusste Ausrichtung.

Identität erschafft Realität

Viele Menschen wünschen sich Veränderung, doch sie bleiben innerlich dieselbe Person, die dieses Leben erschaffen hat. Mit denselben Denkgewohnheiten. Denselben emotionalen Reaktionen. Denselben inneren Programmen.

Doch neue Ergebnisse erfordern eine neue innere Haltung. Eine neue Art, sich selbst zu erleben.

Wenn ein Mensch beginnt, sich innerlich anders – ruhiger, freier, verbundener – zu fühlen, beginnt sein Nervensystem, diese neue Identität zu verkörpern. Und der Körper folgt.

Dankbarkeit als Tor

Dankbarkeit ist in diesem Prozess kein moralisches Konzept. Sie ist ein biologischer Zustand. Ein Zustand, in dem der Körper aufhört, nach Bedrohung zu suchen. Ein Zustand, in dem das Nervensystem Sicherheit signalisiert.

Dankbarkeit bringt uns aus dem Mangel ins Empfangen. Sie verbindet uns emotional mit einer Zukunft, die wir nicht nur erhoffen, sondern bereits fühlen. Und was der Körper fühlt, beginnt er zu glauben.

Das Unbekannte betreten

Echte Veränderung entsteht nie im Bekannten. Sie entsteht dort, wo wir bereit sind, das Vertraute innerlich zu verlassen.

Das Unbekannte ist kein Risiko – es ist ein Möglichkeitsraum. Ein Raum, in dem neue neuronale Verbindungen entstehen, neue emotionale Zustände trainiert werden und neue biologische Programme aktiviert werden können.

Heilung ist oft weniger ein Tun als ein Loslassen.

Der Mensch als Schöpfer

Im Laufe der Jahre ist mir immer klarer geworden: Wir sind nicht Opfer unserer Gene, unserer Vergangenheit oder unserer Diagnosen. Wir sind Mitgestalter unserer Realität – durch Gedanken, Emotionen, Überzeugungen und die Art, wie wir uns selbst erleben. Diese Erkenntnis ist keine Bürde. Sie ist eine Einladung zur Würde.

Bewusstseinsmedizin heute

Meine Praxis hat sich im Laufe der Jahre still verändert. Sie ist heute ein Raum, in dem moderne Medizin, Neurobiologie, Entzündungsforschung und Wissen über das Mikrobiom auf jahrtausendealtes Heilwissen treffen. Nicht als Gegensatz, sondern als Einheit. Mit dem Ziel, unser ganzes angelegtes Potenzial in der schönsten nur denkbaren Weise in die Entfaltung zu bringen. Denn Heilung geschieht dort, wo Körper, Geist und Seele wieder miteinander sprechen dürfen.

Eine persönliche Einladung

Dieses Buch ist kein Versprechen. Es ist ein Wegweiser. Wenn es Sie daran erinnert, dass Sie mehr sind als Ihre Symptome, dass Ihr Nervensystem lernen kann, sich sicher zu fühlen, dass Ihr Denken Ihr Leben formt und dass Heilung im Inneren beginnt, dann hat es seinen Sinn erfüllt.

Gesundheit beginnt im Kopf. Aber sie entfaltet sich im ganzen Menschen.

Möge Ihnen dieses Buch viel Freude bereiten!

Ihr Ingfried Hobert

1
Was für ein Glück

Immer öfter lacht mein Herz vor dem Glück des Kleinen und Alltäglichen. Was für eine Gnade, in dieser wunderbaren Form und neben all den täglichen Herausforderungen daran teilhaben und dabei sein zu dürfen. Unendliche Möglichkeiten, die Tage zu füllen und Leben zu feiern. Und noch dazu in einem Körper, der ein ganz eigenes Wunderwerk voller Geheimnisse ist. Ein Seismograph mit wunderlichen Kräften, die wirken und unser Leben in so faszinierender Weise lenken. Eine ganz eigene Magie, die sich aus uns heraus entfaltet und uns dabei auf unterschiedlichsten Ebenen unterstützt, diesem Leben eine Bedeutung und ganz persönliche Note zu geben. Diese Magie bekommt eine atemberaubende Dimension, wenn wir uns bewusst machen, dass in diesem Körper 10 Billiarden Funktionen pro Sekunde ablaufen … in Billiarden Zellen – mehr, als unsere Galaxie Sterne hat. Und jede Zelle verfügt über den Informationsgehalt von 1 000 Büchern mit jeweils 1 000 Seiten. 8 000 Liter Blut werden täglich durch Blutbahnen mit einer Gesamtlänge von 2 500 Kilometern gepumpt. Zwei Millionen rote Blutkörperchen werden jede Sekunde neu gebildet, ohne dass wir etwas dazu tun müssen. Es passiert ebenso von selbst, wie es „uns atmet", ohne dass wir daran denken müssen. Wenn wir bedenken, dass das Zusammenknüpfen all unserer Nervenzellen, Synapsen und sonstigen Mikro- und Nanonervenbahnen eine Kette von der Erde zum Mond und zurück (700 000 Kilometer) ergäbe, können wir uns vor diesem Unvorstellbaren nur in tiefer Hochachtung verneigen. Wozu noch ist dieses Wunderwerk fähig? Wie viel Vertrauen dürfen wir der Weisheit dieses Systems schenken? Gibt es nicht genügend Gründe, unserem Körper mehr zu vertrauen, als wir es tun? All die weisen Botschaften, die er uns sendet – als Freund, Helfer und Unterstützer hin zu einem langen, gesunden und erfüllten Leben.

Mit unendlicher Weisheit und voller unsichtbarer Kräfte ist der Körper bereit, uns zu dienen, damit sich unsere individuellen Intentionen in der uns eigenen Weise entfalten können. Mit seinen ganz eigenen Signalen und Botschaften unterstützt, führt und lenkt er weit mehr, als uns zu Bewusstsein kommt. Doch wohin soll die Reise gehen, was hält das Universum für uns bereit? Was überhaupt hält die Natur für uns bereit, wenn wir unsere visionäre Potenz ausspielen oder zumindest im Einklang mit unserer Biologie schwingen und leben wollen? Wie kann der Körper uns unterstützen, wenn wir über uns hinauswachsen wollen, in unbekannte Dimensionen vordringen möchten, um dort neue Realitäten zu kreieren und scheinbar Unmögliches möglich werden zu lassen? Es beginnt wie im Film *Matrix* mit einer Entscheidung.

Will ich selbstbestimmt die Herausforderung annehmen und mich für ganz neue Welten öffnen oder entscheide ich mich für mehr vom Gleichen mit ein bisschen mehr Bioernährung und Meditation hier und dort … und lasse zu, dass die Nebel und Schleier dieser Welt mich mehr und mehr umhüllen?

Die Welt erkennen – meine Welt verändern

Betrachte ich unsere Welt und den Alltag, den sich die meisten von uns kreieren, dann sehe ich mit Sorge viel „Wegschauen“ dort, wo es anstrengend wird, das auszuhalten, was wir sehen. Große und kleine Möchtegern-Diktatoren formen mit ihrem Heer an Meinungsmachern neue riesige Felder, die das Bewusstsein einer erschreckend schnell wachsenden Menschenmenge vernebeln. Ihre Verblendungs- und Manipulationswolken werden immer dichter und mit ihren Wirtschaftscliquen knüpfen sie Gewebe, ziehen Fäden und lenken immer subtiler die Geschicke dieser Welt, leider auch auf Ebenen, auf denen wir es gar nicht vermuten.

Stellen wir uns einmal unser tiefstes inneres Zentrum als den Mittelpunkt einer Spirale vor. Es ist der Bereich in uns, der heil, vollständig und ganz ist. Aus dieser tiefsten Mitte heraus nährt sich unsere Lebensenergie, strahlt unser Bewusstsein in unseren Geist, unsere Seele und unseren Körper. Je stabiler wir in dieser Mitte verankert sind, desto größer ist unsere Freiheit, das uns geschenkte Leben so zu führen, wie wir es möchten.

Ob äußeres Glück und Erfolg oder innere Einsicht, Erkenntnis und spirituelles Wachstum – wir allein schaffen uns die Realität, auf die wir unser Bewusstsein ausrichten. Wirklich erfüllend und in der Nachschau lebenswert und wertvoll wird sie uns besonders dann erscheinen, wenn es uns gelingt, dieses Leben aus einer stabilen Mitte heraus zu leben. Aus einem klaren Bewusstsein und Gewahrsein heraus werden wir eine Form der Freiheit erfahren, die dem Höchsten entspricht, was sich ein Mensch nur wünschen kann. Das Erfahren von Momenten der Freiheit ist gleichbedeutend mit dem Gefühl der Fülle und des Heils und wir sind mit allem verbunden, ohne dass irgendetwas fehlt.

Verschiedene Sichtweisen aus anderen Kulturen bieten uns unterschiedliche Antworten auf die Frage, was die Wahrheit ist und was die Kraft, die dahintersteht. Und so ergeben sich individuelle Wege zur Mitte. Klar ist bei alledem: Wir unterschätzen uns und unsere Fähigkeiten in einem Ausmaß, das wir selbst nicht für möglich halten. Eine bunte Vielfalt von Anlagen und sich daraus ergebenden, faszinierenden Möglichkeiten wartet darauf, von uns entdeckt und zum Ausdruck gebracht zu werden. Ein klares Bewusstsein führt uns über mehrere Ebenen zu Einblicken in die Funktionsweise der Realität, die wir nun anders wahrnehmen, erkennen und empfinden können. Unser Verstand wiederum hilft uns zu reflektieren, rational zu verstehen und schließlich aufzustehen und uns zu verändern.

Wie selten zuvor werden wir mit zunehmenden Herausforderungen konfrontiert, die wir bewerten, aushalten und abwehren oder integrieren müssen. Unsichtbaren Fäden gleich wirken sich Einflüsse auf unser Wohlbefinden, unsere Gesundheit und Vitalität aus. Durch unsere sichtbaren und unsichtbaren Handlungen stellen wir – wie der Weber am Webstuhl – auf emotionaler, geistiger und damit auch körperlicher Ebene ein Gewebe her. Dieses können wir in der Festigkeit und Haltbarkeit als gesund oder ungesund und in der Farbkombination als harmonisch oder disharmonisch charakterisieren. Unsere Handlungen basieren auf Gedanken, die wiederum Ausdruck unseres Bewusstseins sind, mit dem wir das Gewebe der uns umgebenden Realität erschaffen.

Nur allzu oft passiert es, dass wir uns in „falsche“ Gedanken verwickeln, die uns aus unserer Mitte herausreißen. Einer unsichtbaren Regenerationskraft haben wir es zu verdanken, dass unser System in solchen Fällen mit Signalen und Symptomen reagiert, so als wollte es uns rechtzeitig auffordern, hinzuschauen und aufzustehen. Jeder von uns steht ständig vor der Herausforderung, Dinge und Situationen bewusst anzunehmen oder sie aktiv zu verändern. Alles ist veränderbar. Es fordert uns auf, aus der Verwicklung in die Entwicklung zu wechseln. Da die Botschaft hinter diesen Signalen meist verschlüsselt ist, geht man in Tibet noch heute zum Arzt, Lama oder Orakel, um „zu fragen“. Das Aufsuchen eines „Weisen“, einer intuitiv starken Persönlichkeit, und die Befolgung seiner vorausschauenden Botschaften ist auch in der heutigen Zeit ein nützlicher Weg, unsere Lebensumstände bewusster und klarer zu sehen, um so aus dem Nebel ins Licht zu gelangen.

Wollen wir gesund und glücklich leben, so liegt es an uns, wie achtsam und bewusst wir unsere Gedanken und Handlungen wahrnehmen und steuern. Da in unserem „Überlebenscomputer“ noch immer für die heutige Zeit unvorteilhafte Subprogramme aus der Steinzeit aktiv sind, müssen wir uns immer wieder mit unseren eigenen Wahrheiten und Überzeugungen bewusster auseinandersetzen. Müssen hinschauen, verstehen und verändern. Die Geschichte unseres Planeten hat mit dem fernöstlichen Weisheitsschatz ein tiefes Wissen rund um das Menschsein hervorgebracht, das unser Denken, Fühlen und Erkennen heute um wertvolle Elemente bereichern kann.

Ich möchte Ihnen in diesem Buch Möglichkeiten und Wege aufzeichnen, die Ihnen dabei helfen, Ihre Alltagssituationen anders wahrzunehmen und dann zu verändern, und zwar in einer Weise, die Ihnen entspricht und Ihnen das sichere Gefühl gibt, auf dem richtigen Weg zu sein. Ich möchte Ihnen zu dem Bewusstsein verhelfen, dass Sie über ungeahnte Kräfte verfügen, die Sie in die Lage versetzen, Ihr Leben weitaus faszinierender und begeisternder zu gestalten, als Sie es jemals für möglich gehalten haben.

Die asiatischen Weisheiten geben uns Hilfestellung, indem sie uns nicht nur aufzeigen, wie wir uns von Krankheit und Leid befreien können, sondern vor allem auch, was wir tun können, um unserem Leben mehr Gelassenheit, Heiterkeit und Lebenskraft zu verleihen. Die Fülle eines „Glückspilzbewusstseins" zeigt uns, wie wir konkret beglückende Veränderungen in unserem Leben hervorrufen können. Diese Medizin will inspirieren und motivieren, neue Wege zu beschreiten, um so Verletzungen aus der Vergangenheit zu heilen und damit eine neue, gesunde Zukunft möglich zu machen.

Die „gesunde Krankheit" als Wegweiser zur Mitte

Von Goethe wissen wir eine Menge über Krankheit und das Zurückgewinnen der Mitte. Goethe war zeitlebens ein sehr kranker und oftmals äußerst depressiv verstimmter Mensch. Von der lebensbedrohenden Geburt bis zum Tod durch Herzinfarkt war sein Leben von zahlreichen schweren Krankheiten geprägt. Sechsmal rang er mit dem Tod, entkam ihm aber jedes Mal, indem er sich am eigenen Schopf aus dem Sumpf herauszog.

Seine Einstellung zum Tod, seine Überwindung der Todesangst und sein Hoffnung und Lebenskraft weckender Unsterblichkeitsglaube begleiteten ihn durch sein Leben. Krankheit war für ihn etwas „Gesundes", denn Krankheit bot ihm die Chance, sich selbst in eindringlicher Weise zu spüren. Sie öffnete Möglichkeiten, über sich selbst hinauszuwachsen, eine Chance, wie er sagte, zur Selbstveredelung. Krankheit war etwas Fruchtbares, Lebensdienliches, etwas, das dabei half, frischen Wind ins Leben zu bringen, hilfreiche Zeit der Muße, um sich wieder auf die Mitte zu besinnen.

Bewusstmachung und Läuterung waren seine Geheimrezepte. Das Leiden verleiht dem Leben in seinen Augen einen Sinn: „Leiden gibt dem Gemüt doppeltes Streben und Kraft." Die Jahre seiner schwereren Krankheiten wurden für ihn zu Lehrjahren der Lebenskunst und Herzensbildung.

Unmäßigkeit, untugendhaftes Verhalten, naturwidriger Lebensstil, körperliche Trägheit waren für Goethe selbstgestrickte Seuchen. Abweichungen vom eigenen inneren Lebensplan, innerer Stillstand und Sinnentfremdung, eine dem inneren Wachstumsgesetz feindliche Lebensweise waren für ihn Hauptgründe, aus der Mitte und in Lebenskrisen zu geraten.

Als Nährboden für Krankheitsentwicklung hatte Goethe jedoch den Geist der Unordnung erkannt. Feindselige, destruktive Gedanken sind vor allem dann selbstzerstörerisch, wenn sie mit mangelnder Selbsterkenntnis und mangelnder Selbstkritik sowie mit schrankenlosen Projektionen des eigenen unbewussten seelischen Chaos in die Umwelt gepaart sind. Das bedeutet: Wenn wir unseren Schatten permanent im Außen bekämpfen, statt ihn uns endlich in uns selbst bewusst zu machen, werden wir krankheitsanfällig. Schattenverleugnung und Projektion führen bekanntlich im großen Rahmen zu Krieg, im kleinen individuellen Rahmen zu jenem „seelischen Bürgerkrieg“, den wir Krankheit nennen. Krankheit betrachtete Goethe als sinnvoll Gesandtes, als Ferment zur Bewusstseinserweiterung und als Medium zur Stärkung und Veredelung der Persönlichkeit.

Goethes unpopuläre Botschaft lautet: Wenn du nicht bereit bist, dein Leben zu verändern, kann dir nicht geholfen werden. Die wirksamste Quelle seiner Selbstheilungspotenz waren seine kreative Gestaltungskraft, seine stets obsiegende Heiterkeit und seine uneingeschränkte Lebensbejahung und Leidenschaft, der Welt immer wieder eine ihn selbst begeisternde Botschaft zuteilwerden zu lassen.

Auf den Punkt gebracht

Die innere Einstellung ist ein wichtiges Instrument, das Leben selbst zu beeinflussen. Dabei spielt Dankbarkeit eine große Rolle. Den eigenen Körper als Wunderwerk zu betrachten kann helfen, mehr Demut zu entwickeln und gut für ihn zu sorgen. „Richtige“ Gedanken sind solche, die das Leben nähren und unterstützen. Sie entscheiden über Gesundheit und Glück.

Praktischer Tipp

Machen Sie es sich zur Gewohnheit zu überlegen, wofür Sie dankbar sein können. Es gibt so viele Bereiche, die Sie dabei betrachten können: ob es

Ihre Füße sind, die Sie jeden Tag durch das Leben tragen, die Augen, mit denen Sie so viel Schönes entdecken können, Ihre Kinder, ein Dach über dem Kopf, eine Aufgabe, die Ihnen Freude bereitet. Nehmen Sie sich regelmäßig Zeit für das Bewusstmachen der Dinge, für die Sie dankbar sind. Es wird Ihre Einstellung und Ihr Denken langfristig positiv verändern.

2
Die Mitte fühlt sich leicht an

Wachstum und Veränderung

> Halte ein, wenn es Zeit ist, innezuhalten! Handle, wenn es Zeit ist zu handeln. Ein Mann erzielt ruhmreiche Fortschritte, wenn er jeweils zur rechten Zeit einhält und handelt.
>
> I Ging

Die Mitte steht für das Innerste im Menschen. Es ist der Bereich in uns, der heil, vollständig und ganz ist. Aus der Mitte heraus entsteht mit dem Eintritt ins Leben die Polarität von Yin und Yang. Aus deren Zusammenspiel entwickeln sich die fünf Elemente und daraus alle anderen Dinge. Aus dieser Mitte heraus nährt sich unsere Lebenskraft (Nüspa, Qi oder Prana), strahlt unser Bewusstsein in unseren Geist, unsere Seele und unseren Körper. Fließt Nüspa stark und gleichmäßig, dann ist der Mensch in seinem Element, in seiner Kraft, ist stabil in seiner Mitte. Diese Mitte fühlt sich in jeder Lebensphase anders an, steht anderen Herausforderungen gegenüber und entfaltet sich je nach Anlage und Konstitution in jedem Menschen in unterschiedlich geartetem Ausdruck.

So beginnen wir unser Leben und entwickeln uns hungrig nach Erfahrungen nicht nur körperlich, sondern auch geistig und seelisch immer weiter. Dass wir aufhören zu wachsen, sobald wir erwachsen sind, sei – wie ein Philosoph einmal treffend bemerkte – eine barbarische Ignoranz des menschlichen Potenzials. So wie im winzigen Samenkorn einer Eiche bereits deren kompletter Bauplan gemäß der Information „Eiche“ enthalten ist, entfaltet sie ihr Potenzial stetig und wird immer mehr zu dem, was sie werden soll. Sie hat ihren Platz in der Natur gefunden, hat sich gegen Mitbewerber durchgesetzt und füllt nun diesen Platz aus, indem sie das Beste aus sich in der vollkommensten Weise zur Entfaltung bringt.

Ebenso wie unser Körper wächst und sich verändert, erfährt auch das Bewusstsein vom ersten Augenblick an ein ständiges Wachstum und unterliegt ständiger Veränderung. Das Bewusstsein der ersten Lebenshälfte wird von einer besonderen Qualität von Wachstum geprägt. Energie, Tatkraft und Zielbewusstsein stehen ganz vorn. Die Sehnsucht nach körperlichen Grenzerfahrungen in Form sportlicher Höchstleistungen kann das Bewusstsein überragen oder es sind Ziele, die auf Karriere, Geld, Macht und Einfluss ausgerichtet sind. All das ist gut so und soll so sein. Was hier hervortritt und nach Ausdruck verlangt, ist das Yang, das maskuline Prinzip.

So wie wir mit der Geburt in die Polarität der Dinge eintreten, wissen wir, dass alles zwei Seiten hat, die beide gelebt werden wollen. Dies führt unweigerlich dazu, dass in der zweiten Lebenshälfte nicht mehr das maskuline, sondern das feminine Prinzip die weitere Entwicklung des Bewusstseins dominiert, und zwar gleichermaßen bei Männern wie bei Frauen. Allerdings tun sich Männer in der ersten Lebenshälfte meist leichter, weil sie natürlicherweise mit dem maskulinen Prinzip vertrauter sind. Dies kehrt sich nach der Lebensmitte jedoch um. Hier, in der Phase des Erdelements, können sich die meisten Menschen durch die Auseinandersetzung mit ihren Kindern noch einmal mit sich selbst beschäftigen, indem sie automatisch Teile ihrer eigenen Kindheit noch einmal erleben.

Ab diesem Zeitpunkt beginnt eine neue Form der Bewusstheit stärker Fuß zu fassen. Die Dinge werden mit ganz anderen Augen gesehen und die Endlichkeit der eigenen Existenz wird deutlicher. In den mittleren Jahren des Lebens sind wir, wie C. G. Jung es beschreibt, mit einer Krise konfrontiert, die eine radikale Richtungsänderung verlangt. Bestimmte Züge, die seit der Kindheit schlummerten, tauchen nun wieder auf. Früher dominierende Interessen werden schwächer, andere drängen hervor. Bisherige Überzeugungen verlieren ihre Kraft und ein neuer Sinn und eine neue Richtung werden gefordert.

Umstände stellen sich immer wieder anders dar und unser Körper reagiert je nach Konstitution, Alter und Lebenszyklus. Immer wieder sind es andere Faktoren, die unsere Mitte bedrohen und sie stören können. Stellen wir uns einmal vor, das Leben gliche einem Fußballspiel. Dieses Spiel hat genau definierte Regeln. Zunächst spielt man mit seiner Mannschaft in die eine Richtung. Man braucht seine Mitspieler, spielt sich gegenseitig den Ball zu, schaut umsichtig zurück und verliert weitsichtig den Gegner nicht aus den Augen. Nun gehört zu jedem Spiel auch eine Pause. Exakt nach der Hälfte der Spielzeit müssen die Mannschaften die Richtung wechseln. Wer sich dieser Regel nicht unterordnet und weiter in dieselbe Richtung spielt, wird Eigentore schießen. Auf das Leben übertragen heißt das: Wer in der zweiten Lebenshälfte dieselben Maßstäbe an das Leben anlegt wie in der ersten, wird ebenfalls „Eigentore" schießen. Es wird zu einer Häufung von Krankheiten oder Schicksalsschlägen kommen, so als wollte auch hier ein Spielleiter mit lauten Pfiffen zur Umkehr – zurück zur Mitte – aufrufen.

Was bedeutet das für uns? Stellen Sie sich einen großen Kreis mit einem Punkt in der Mitte vor. Aus dieser Mitte heraus entsteht unser Leben. In der ersten Lebenshälfte leben wir expansiv und gehen dynamisch motiviert aus der Mitte hinaus in die Peripherie. Es scheint, als würde der Auftrag lauten: Geh hinaus und lebe wild und gefährlich, probiere Dinge aus und lebe dich nach allen Kräften aus. Kämpfe, lebe deine Sehnsüchte und Leidenschaften, tauche ein in die Tiefen der Materie, folge den Verlockungen des Geldverdienens und behaupte dich im Streben um Macht und Einfluss. Doch wenn die Pausenglocke läutet, dann ändere die Richtung. Jetzt lautet die eindringliche Aufforderung: zurück zur Mitte.

Spätestens jetzt geht es nicht mehr um die Quantität, sondern um die Qualität dessen, was wir erleben. Es geht nicht mehr darum, was wir alles schaffen, sondern darum, wie wir uns wirklich fühlen bei dem, was wir tun. Was erfüllt uns, nährt uns und lässt uns wirklich spüren, dass wir lebendig sind? Wo widersetze ich mich fremdbestimmten gesellschaftlichen Maßstäben (zum Beispiel: Auto, Haus, Fernreise)? Nun geht es darum, neue, tiefere Fragen zu stellen: Was will ich wirklich mit dieser zweiten Lebenshälfte anfangen? Was ist da Verborgenes und Unentdecktes in mir, das sich entfalten will? Was ist der Sinn meines Seins hier auf diesem Planeten? Welche Dinge bringen mein Herz zum Lachen? Wo verbiege ich mich unter Programmierungen und Erwartungen anderer? Wo treiben mich alte Gewohnheiten durch das Leben, wo versagt mir der Mut, eingefahrene Bahnen zu verlassen? Welche Ängste lähmen mich, das zu tun, was ich tun muss?

Zurück zur Mitte bedeutet, sich den wirklich wichtigen Sinnfragen zu stellen und aktiv Antworten zu suchen, ohne dabei den Augenblick zu vergessen. Im Augenblick entfaltet sich das Leben.

C. G. Jung sagte einmal, ein Mensch, der mit vierzig (für ihn die Lebensmitte) die Spiritualität nicht gefunden habe und immer noch nach mehr Ansehen, Geld und Macht strebe, sei arm dran. Doch wer sie bereits mit zwanzig gefunden habe, der sei verloren. Er wollte damit zum Ausdruck bringen, dass wir einem Polaritätsgesetz unterliegen, das seinen Tribut fordert. Erst wenn wir uns der Materie in all ihren wichtigen Facetten gestellt haben, können wir die andere Seite entdecken und schätzen lernen. Verwehren wir uns diese Erfahrung, kann es uns leicht passieren, dass wir den Boden unter den Füßen verlieren und den Halt nicht wiederfinden.

Von den großen Lebensübergängen verlangt einzig die Lebensmitte wirkliche Umkehr im Lebensrad. Alle anderen sind Neuorientierungen auf dem Weg – die große Richtung bleibt. Wir sind und wir können weitaus mehr, als wir bisher für möglich gehalten haben. Jetzt ist die Zeit, die uns gegebenen Potenziale zu entfalten. Was wir brauchen, ist Bewusstsein, Mut und Disziplin. Der Weg zurück zur Mitte ist der Weg zum tiefsten Inneren unseres Seins, jenem Bereich in uns, der heil, vollständig und ganz ist. Aus einem Bewusstsein der Fülle heraus können wir zum Schöpfer einer neuen, faszinierenden Realität werden.

Von der Ohnmacht zur Macht

Die erste Lebenshälfte ist mit einem Berg vergleichbar, auf den jeder Mensch zunächst hinaufgetrieben wird. Irgendwann erreicht er den Gipfel und sieht, wenn er auf der anderen Seite hinunterschaut, zunächst nichts anderes als den Tod, der gierig auf ihn wartet. Auf den ersten Blick ist kein weiterer Gipfel mehr zu erobern, es scheint auch weit und breit kein Weg hinunterzuführen. Die Zukunft erscheint sinnlos, die Vergangenheit verliert an Bedeutung. Nun bleibt offenbar nichts anderes mehr, als dem Tod entgegenzustolpern. Das Leid, das in uns entsteht, wenn wir zum ersten Mal und dann immer wieder in den Abgrund schauen, ist notwendig und heilsam zugleich. Denn daraus erwächst wie ein Schmetterling aus einem Kokon ein neuer Sinn, eine neue Richtung im Leben.

In der zweiten Lebenshälfte bestimmt das feminine, empfangende Yin-Prinzip unser Leben. Wir werden bewusster und achten mehr auf unsere Gefühle und das, was uns wirklich nährt. Der Kern des Yin steht für das Bewusstsein, die Wahrnehmung dessen, was wirklich ist. Jetzt können wir den Schleier der Täuschungen überwinden und das unermessliche Potenzial unserer menschlichen Fähigkeiten erblicken, erfahren und verstehen.

Kontemplation und Askese

Ähnlich dem Verhalten vieler Tiere, die sich bei Krankheit aus der sozialen Gemeinschaft lösen, um in der Einsamkeit die Wunden zu lecken und neue Kräfte zu sammeln, spricht vieles dafür, dass auch für den Menschen von der Stille in der Zurückgezogenheit ein immenser heilender Effekt ausgeht. Getrieben von den Zwängen des Alltags, überschwemmt von einer Flut an Worten, Informationen und Gedanken, überschallt vom Lärm unserer Umwelt, werden wir zunehmend taub für das, was in uns selbst vorgeht. Wir rasen durch das Leben und vergessen dabei unsere Seele, die mit größter Mühe hinter uns her keucht. Uns fehlen lebensnotwendige Inseln der Stille und Kontemplation, die es uns ermöglichen, von Zeit zu Zeit einmal stehen zu bleiben, um unsere Seele wieder in uns aufzunehmen und in Kontakt mit ihr zu treten.

Das Kuriose ist, dass die meisten Menschen ihr Leben leben, ohne die Möglichkeit solcher Wandlung zu kennen. Vollkommen unvorbereitet treten sie die Reise in die zweite Hälfte des Lebens an. Unter der falschen Annahme, dass die bisherigen Überzeugungen, Ideale und Wahrheiten weiterhin gültig wären, versuchen sie, den Lebensnachmittag wie den Lebensmorgen zu verbringen. Da sich im Laufe des Tages jedoch alles verändert, ist das, was am Morgen groß war, am Abend klein und das, was am Morgen wahr war, am Abend zu einem Irrtum geworden.

Das Wesen der Wirklichkeit

Wir müssen nun lernen zu akzeptieren, dass es viele verschiedene Stadien im Leben gibt und dass jedes Stadium andere Aufgaben, Vor- und Nachteile mit sich bringt. Wir erkennen neue Kräfte in uns und erkennen den Fluss des Lebens, das Gesetz der Wandlung an. In dem Augenblick, in dem wir mit dem Abstieg vom Berg einverstanden sind und dem Unabänderlichen zustimmen, verliert der Abgrund seinen Schrecken. Wir erkennen plötzlich klar den Weg und sehen unten einen wundervollen Ozean leuchten.

Die Mitte

Nach der Zeit des Innehaltens beginnt die Zeit eines neuen Aufstiegs. Mit einem anderen Geisteszustand und einer neuen Gefühlslage erkennen wir, dass der Weg vor uns ein spannender Aufstieg in höhere Formen des Bewusstseins und der Erkenntnis werden kann. Die Kraft des Yin Prinzips steht uns helfend zur Seite. Sie sucht nach einem Ausgleich zwischen Yin und Yang, dem Männlichen und dem Weiblichen in uns und zwischen Himmel und Erde. Sind wir im Einklang mit uns selbst, ist unsere Mitte stark und wir entsprechen dem Gesetz des Dao, des ewigen Lebens. Nun haben die Frauen es etwas einfacher als die Männer. Die weibliche Tendenz zur Ganzheit, zur Verbindung zwischen den Dingen, führt zu einer bisher sehr schwer vorstellbaren Offenheit gegenüber Schönheit und Harmonie. Gleichzeitig entwickelt sich ein Bedürfnis nach spirituellen Wahrheiten und damit beginnt die Suche nach Antworten.

Es erfordert Mut und Kraft, dieses neue Selbst zu entdecken, aber die natürliche Tendenz, nicht mehr Erfolge in den Mittelpunkt zu stellen, sondern die Mitte als das neue Ziel zu definieren, hilft uns, das neue Feld der wahrhaft unbegrenzten Möglichkeiten zu erschließen. Jetzt können wir endlich (weitgehend) frei von materiellen Zwängen und Konditionierungen an das herangehen, was ich als den Sinn der Evolution bezeichne. Eine neue Form von ideeller Nahrung – Erkenntnisse über die eigene menschliche Potenz – darf das Leben erfüllen.

Oriah Mountain Dreamer hat wunderbare Worte für das wirklich Wichtige im Leben gefunden:

> Es interessiert mich nicht, womit du dein Geld verdienst. Ich will wissen, wonach du dich sehnst und ob du die Erfüllung deines Herzenswunsches zu träumen wagst. Es interessiert mich nicht, wie alt du bist. Ich will wissen, ob du es riskierst, dich zum Narren zu machen, auf deiner Suche nach Liebe, nach deinem Traum, nach dem Abenteuer deines Lebens.
>
> Es interessiert mich nicht, welche Planeten ein Quadrat zu deinem Mond bilden. Ich will wissen, ob du deinem Leid auf den Grund gegangen bist und ob dich die Ungerechtigkeiten des Lebens geöffnet haben, oder du dich klein machst und verschließt, um dich vor neuen Verletzungen zu schützen. Ich will wissen, ob du Schmerz – meinen oder deinen eigenen – ertragen kannst, ohne ihn zu verstecken, zu bemänteln oder zu lindern.
>
> Ich will wissen, ob du Freude – meine oder deine eigene – aushalten, dich hemmungslos dem Tanz hingeben und jede Faser deines Körpers von Ekstase erbeben lassen kannst, ohne an Vorsicht und Vernunft zu appellieren oder an die Begrenztheit des Menschseins zu denken.
>
> Es interessiert mich nicht, ob das, was du mir erzählst, wahr ist. Ich will wissen, ob du andere enttäuschen kannst, um dir selbst treu zu bleiben; ob du den Vorwurf des Verrats ertragen kannst, um deine eigene Seele nicht zu verraten; ob du treulos sein kannst, um vertrauenswürdig zu bleiben.
>
> Ich will wissen, ob du die Schönheit des Alltäglichen erkennen kannst, selbst wenn sie nicht immer angenehm ist, und ob ihre Allgegenwärtigkeit die Quelle ist, aus der du die Kraft zum Leben schöpfst.

Ich will wissen, ob du mit Unzulänglichkeit leben kannst – meiner und deiner eigenen – und immer noch am Seeufer stehst und der silbrigen Scheibe des Vollmonds ein uneingeschränktes „Ja!“ zurufst.
Es interessiert mich nicht, wo du wohnst oder wie reich du bist. Ich will wissen, ob du nach einer kummervoll durchwachten Nacht zermürbt und müde bis auf die Knochen aufstehen kannst, um das Notwendige zu tun, damit deine Kinder versorgt sind.
Es interessiert mich nicht, wen du kennst oder wie du hierhergekommen bist. Ich will wissen, ob du inmitten des Feuers bei mir ausharren wirst, ohne zurückzuweichen.
Es interessiert mich nicht, wo oder was oder mit wem du studiert hast. Ich will wissen, was dich von innen heraus trägt, wenn alles andere wegbricht.
Ich will wissen, ob du mit dir selbst allein sein kannst und ob du den, der dir in solch einsamen Momenten deines Lebens Gesellschaft leistet, wirklich magst.

Oriah Mountain Dreamer, Die Einladung

Auf den Punkt gebracht

Leben ist Rhythmus und Wandel. Manchmal gibt es Zeiten bewusster Stille, der Versenkung, des bedingungslosen Annehmens und der Liebe zu „dem, was ist“. Ein anderes Mal geht es darum zu handeln, aktiv zu werden und bewusst die Möglichkeiten eines außergewöhnlichen Lebens vertrauensvoll und mit einer Portion frischem Mut anzugehen. Wachheit und ein klares Bewusstsein sind nötig, um den richtigen Zeitpunkt für das eine wie das andere zu erkennen.

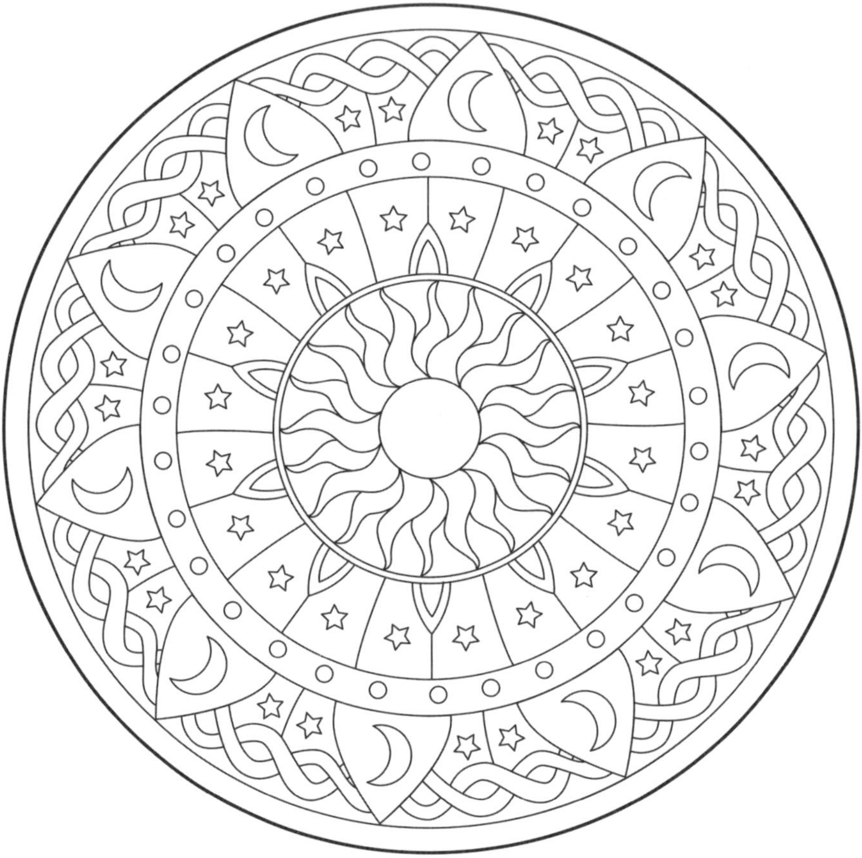

Praktischer Tipp

Nehmen Sie sich einen Augenblick Zeit, das Mandala auf sich wirken zu lassen. Verdeutlichen Sie sich anhand dieser Abbildung noch einmal den Zyklus des Lebens, der in Kapitel 1 beschrieben wurde. Wenn Sie mögen, können Sie es auch gerne farbig ausmalen und dabei die zentrierende Wirkung erfahren.

3
Wenn Geist Essenz durchdringt

Glaube an deine Kräfte. Wenn du an deine Stärke glaubst, wirst du täglich stärker.

DALAI LAMA

Der Mensch als Schöpfer seines Schicksals

Die Gesundheitspyramide

Betrachten wir den Weg, auf dem Bewusstsein Essenz und damit Materie entstehen lässt, so zeigt sich, wo therapeutisch angesetzt werden muss, will man eine ganzheitliche Heilung erreichen. Mithilfe der verschiedenen Ebenen einer Pyramide lassen sich die Möglichkeiten ganzheitlicher ärztlicher Hilfe gut erörtern.

Die Ebene der Schulmedizin

An der Basis der Pyramide haben wir die Schulmedizin. Hier werden neben Technik, Bestrahlung und Chirurgie vor allem pharmazeutische Produkte eingesetzt. Diese moderne Medizin ist für uns alle ohne jede Frage ein Fortschritt und ein großer Segen. Wir brauchen diese Errungenschaften, um in Situationen, in denen wir den Herausforderungen nicht mehr gewachsen sind und unser System Schiffbruch erleidet, eine zweite Chance zu bekommen. Ob Intensivmedizin bei Herzinfarkt und Schlaganfall oder lebensrettende Herz- oder Krebsoperationen: Wir dürfen dankbar sein für diese wunderbaren Möglichkeiten und sollten sie auf keinen Fall verteufeln.

Leider ist es jedoch bei der überwiegenden Zahl der Erkrankungen so, dass der eigentlichen Ursache keinerlei Aufmerksamkeit geschenkt wird. Damit wird auch die Chance nicht erkannt und verstanden, die uns eine Krankheit gibt. Zugleich schießt die Schulmedizin in ihrem Drang, alle Organe um jeden Preis zu reparieren und Störendes sofort auszutauschen, weit über das Ziel hinaus. Die Ebene der Schulmedizin ist zwar ein fester Bestandteil der Ganzheitsmedizin, aber bei genauer Betrachtung doch nur ein vergleichsweise kleiner Aspekt. In der tibetischen Medizin gibt es in den traditionsgebundenen Krankenhäusern des Hochlandes diese Form der Medizin gar nicht. Auch wurde in Tibet zu keinem Zeitpunkt operiert. Die tibetische „Schulmedizin" beginnt erst mit der Ebene der Naturheilverfahren.

Die Ebene der Naturheilverfahren

Auf dieser Ebene finden Naturkräuter, Mineralien und Tierprodukte aus dem asiatischen und europäischen Raum sowie überlieferte traditionelle Naturheilverfahren Anwendung. Sie alle greifen regulierend in den Zellstoffwechsel ein und dienen dem Ziel, das gestörte Gleichgewicht wiederherzustellen, ohne dabei zum Beispiel durch aggressive Nebenwirkungen neues Unheil anzurichten.

Der Patient ist jedoch auch auf dieser Ebene eher passiv einbezogen. Heilverfahren wie Schröpfen, Aderlass, Moxatherapie werden in der tibetischen Medizin nur angewendet, wenn es darum geht, schonend und stärkend zugleich in das System einzugreifen, um so die verloren gegangene Mitte auf körperlicher und energetischer Ebene wiederherzustellen.

Die Ebene von Ernährung und Entgiftung

Auf dieser Ebene gilt es eigenverantwortlich selbst etwas zur Gesunderhaltung beizutragen. Bezieht man Ernährungsgewohnheiten und deren Veränderung sowie regelmäßige Entgiftung und Entschlackung des Körpers ein, verbessern sich die Heilungsmöglichkeiten durch eine aktive Mitwirkung des Patienten deutlich. Zu zahlreich sind trotz weitreichender Aufklärung immer noch langfristig tödliche Ernährungsfehler, nicht zuletzt ausgelöst durch zu viel Nahrung, zur falschen Zeit gegessen und schlecht gekaut, vor allem aber durch die Qualität dessen, was wir dem Körper zumuten.

Die asiatische Medizin verfügt mit der Fünf-Elemente-Ernährungslehre über ein ausgefeiltes, über Jahrtausende gereiftes Ernährungskonzept, das individuell auf die jeweilige Konstitution eines Menschen zugeschnitten werden kann. Auf diese Weise erfolgt ein ständiger Energieausgleich, der das System im Gleichgewicht hält. Diese Ernährungslehre belegt, dass es nicht *die* Ernährung oder *die* Diät gibt. Jeder Mensch ist in einer anderen energetischen Grundsituation, die besonderer Ernährungs- sowie Entgiftungsmaßnahmen bedarf.

Die Ebene der Lebensordnung

Auf der nächsten Ebene steht die gesunde Lebensführung oder Lebensordnung im Mittelpunkt. Ein wichtiger Teil unserer Lebensqualität und -quantität hängt entscheidend davon ab, ob es uns gelingt, die später besonders von Hippokrates propagierten sechs Ordnungsprinzipien zu realisieren:

- die Beherrschung der Gemütsbewegungen
- ein vernünftiger Umgang mit Speise und Trank
- die sinnvolle Nutzung der Naturfaktoren Licht, Luft, Wasser und Erde und der bewusste Kontakt mit ihnen
- der ausgewogene Rhythmus von Bewegung und Ruhe, Arbeit und Muße
- der Wechsel von Wachen und Schlafen
- die regelmäßige Entschlackung des Körpers

Die Ordnungstherapie stellt die tragende Säule jedes ganzheitsmedizinischen Konzepts dar. Vor jeder Therapie muss daher der Frage nachgegangen werden, welches Fehlverhalten in der Tagesgestaltung die Störung der natürlichen Ordnung verursacht hat.

Die Ebene des Nüspa, der Emotionen

Auf nur unter dem Elektronenmikroskop sichtbaren Energiebahnen, den Meridianen, durchströmt Nüspa, die Lebensenergie, alle Organe unseres Körpers. Die Wellen dieses „Flusses" können unterschiedlich groß und lang sein. Ihre über die Pulsdiagnose messbare Qualität ermöglicht eine Bestimmung des Energiestatus und gibt Aufschluss über den emotionalen Zustand des Menschen. Diese Statusbestimmung lässt erkennen, wie stabil sein psychisches Gleichgewicht ist und an welcher Stelle die Mitte gestört ist. Die Qualität und der Ort der Störung geben wichtige Hinweise darauf, welche Organstrukturen gefährdet und mit Energie unterversorgt sind.

Auf dieser Ebene lassen sich zum Beispiel über die Pulsdiagnose Blockaden aufdecken, die sich – wenn „das Fass voll ist" – über körperliche Symptome und letztlich Krankheiten entladen. Über verschiedene Diagnoseverfahren kann man Einblick in das Energiesystem erhalten. Mittels zum Beispiel „psychosomatischer" Akupunktur lässt es sich beeinflussen. Auf dieser Ebene kann man erkennen, ob Ängste, Trauer, Wut, Sorgen oder Mängel das System blockieren oder so überschatten, dass die Lebensenergie nicht richtig fließen kann.

Die Ebene des Geistes

Auf dieser Ebene geht es um die Gedanken und die Kraft unserer Intentionen. Die Kraft des Geistes fließt in die Materie und bestimmt ihren Ausdruck. In Gesprächen mit dem Patienten werden die Lebensumstände erörtert, in denen er sich befindet. Sein Lebenskonzept und die Verstrickungen seiner Muster und Überzeugungen finden hier Beachtung. Auf kommunikativer Ebene wird versucht, Licht in das Netzwerk zu bringen, in dem er sich verflochten hat. Das familiäre und das psychosoziale Umfeld findet hier ebenso Beachtung wie Muster und Glaubenssätze aus Kindheit und Vergangenheit. Ziel ist die Bewusstmachung all dieser Umstände, die auf das System einwirken. Ziel ist eine Hilfestellung bei der Ordnung des Geistes, das heißt Klarheit über den aktuellen Zustand. Dabei geht es um praktische Wege, die – so der Dalai Lama – nur mit Disziplin erfolgreich beschritten werden können. Die vier edlen Wahrheiten und der achtfache Pfad des Buddhismus geben zum Beispiel klare Richtlinien für ein sinnerfülltes und leidarmes Leben vor.

Die Ebene des Bewusstseins und der unbegrenzten Möglichkeiten

Wir sind jetzt an der Spitze der Pyramide angekommen. Hier oben steht nur noch das Bewusstsein, also die Achtsamkeit des Beobachters. Der Beobachter in uns nimmt bewusst wahr, wo sich Gedanken und alte Überzeugungen übermächtig ausbreiten. Je höher in der Bewusstseinsebene wir uns befinden, desto fester stehen wir und desto klarer verstehen wir.

Die Spitze der Pyramide symbolisiert das Innerste im Menschen. Das klare Bewusstsein stärkt und stabilisiert die Mitte. Umgekehrt verhilft eine starke Mitte zu einem klaren Bewusstsein mit klaren Erkenntnissen. Es entscheidet letztlich darüber, ob wir in unserer Kraft sind oder ob wir es zulassen, dass Gedanken und Umstände uns aus der Mitte hinauskatapultieren.

Das Bewusstsein ist gewissermaßen die Instanz, die sich hinter den Gedanken verbirgt. Wünsche ich mir mit der Kraft meiner „positiven Gedanken" zum Beispiel mehr Geld oder mehr Glück im Leben, dann drückt mein Bewusstsein aus, dass ich davon im Augenblick nicht genug habe, dass ich also mit der augenblicklichen Situation nicht im Einklang bin. Mein Bewusstsein strahlt also einen Mangel aus. Das Umfeld spiegelt diesen Mangel wider. Aus diesem Grund kann das positive Denken in der zumeist propagierten Form nicht funktionieren. Mein Körper, mein Umfeld, ja meine ganze subjektive Realität ist immer Ausdruck meines Bewusstseins.

So wie sich das Bewusstsein eines Babys von einem Augenblick zum anderen durch ein neues Spielzeug völlig verändern kann, so können auch wir unsere Realität durch eine Veränderung unseres Wahrnehmungsfilters permanent neu justieren. Dieser Filter wählt von den 100 Milliarden Bits an Informationen, die jede Sekunde auf uns einströmen, lediglich 2 000 Bits aus – mehr kann das System nicht aufnehmen. Diese 2 000 Bits formen unsere Wahrnehmung. Unsere Wahrnehmung lässt Gedanken emporsteigen, die dem Wahrgenommenen eine Bedeutung zuführen. Abhängig von der Intensität entstehen aus den Gedanken angenehme oder unangenehme Gefühle oder schließlich emotionale Energieaufwallungen, die uns aus der Mitte tragen. Je massiver der entstehende Sturm nun über das System hinwegfegt, umso mehr prägt er sich im Zellsystem ein und führt über kurz oder lang zu einem körperlichen Ausdruck. Ist der Eindruck sehr tief, wird er zudem im Unterbewusstsein abgespeichert. Die Sturmwellen sind über die Pulsdiagnose messbar.

Verabredung mit sich selbst

Durch Momente der Stille und Versenkung, durch Meditation, aber auch durch Körper- und Atemübungen wie Qi Gong, Tai Ji und Lu Jong lassen sich Pforten der Bewusstheit öffnen. So ebnen diese Verfahren den Weg zum Gewahrwerden dessen, was unsere Sinne mitteilen. Das, was in diesem Moment wirklich ist, bestimmt unser Sein und damit unsere Realität.

An der Spitze der Pyramide anzusetzen, wenn es darum geht, Krankheiten zu behandeln, eine stabile Mitte aufzubauen und darüber den Körper zu heilen, bedeutet, die Treppe von oben nach unten zu kehren und nicht, wie in der Schulmedizin üblich, mit dem Kehrblech unten anzufangen.

Unser aktueller Bewusstseinszustand bestimmt, welche Ereignisse in der unmittelbaren Zukunft eintreten. Diese scheinbar zufälligen Ereignisse in unserer erlebten Realität sind das Ergebnis unserer Bewusstseinsausrichtung. Richten wir es auf den Augenblick, wird sich dieser in bislang unbekannter Farbenpracht entfalten. Wenn wir einfach nur Beobachter unseres Bewusstseins, unserer Überzeugungen und Gewissheiten sind, verändern sich unsere Gedanken und Haltungen und es eröffnen sich ganz neue Möglichkeiten. Wir selbst haben in jedem Moment unseres Lebens den Schlüssel in der Hand, um unser Leben, unseren Tag völlig neu zu gestalten. Gesundheit, Lebenskraft, Gelassenheit, Heiterkeit, Belastbarkeit, Genuss, Freude, Faszination, Leidenschaft, Freiheit und Begeisterung werden unser Befinden dann häufiger und tiefgreifender bestimmen.

Gedanken machen krank

Krankheit und Leiden sind Ausdruck geistiger Unordnung. „Falsches Denken“ ist die Ursache von Krankheit. In der Folge rufen „falsches Verhalten“, das Nichtbeherrschen der Emotionen und die Unwissenheit und Verblendung alles Leiden hervor. Aus dieser Weltanschauung resultiert die Überzeugung, dass Leben Krankheit und Leid bedeutet, solange es nicht gelingt, die Verantwortung für das eigene Schicksal zu übernehmen und durch eine Veränderung des Bewusstseins auf die Geschehnisse einzuwirken. Der Arzt hat die Aufgabe, dabei zu helfen, indem er inspiriert und motiviert, damit ein neues Denken und damit einhergehend eine Verhaltensänderung eintritt. Medikamente sind letztlich nur ein Notbehelf. Wenn wir uns stattdessen Bewusstheit, Verständnis, Mitgefühl, Liebe, Geduld, Sorgfalt und Respekt aneignen, können wir unser Leben lebenswerter, glücklicher und gesünder gestalten. Vielerlei kraftvolle Techniken, Meditationsformen und tiefgreifendes Wissen über die Zusammenhänge versetzen uns in die Lage, bewusst und aktiv an der Kraft unserer Mitte mitzuwirken und damit unser Schicksal aktiver mitzubestimmen.

Affirmationen

Affirmationen haben einen großen Einfluss auf unsere Wahrnehmung und unser Denken. Regelmäßig angewendet können sie helfen, uns von unbewussten negativen, schwächenden Gedanken und Glaubenssätzen zu befreien und sie durch neue positive, stärkende Gedanken und Überzeugungen zu ersetzen. Diese Kraftsätze entfalten ihre volle Wirkung, wenn wir sie nicht nur sprechen, sondern auch fühlen. Die Schwingungen werden von den Körperzellen aufgenommen, denn Worte tragen Informationen, die in die Zellen weitergeleitet werden.

Auf den Punkt gebracht

Aus seiner Mitte heraus nährt sich unser Nüspa, strahlt unser Bewusstsein in unseren Geist, unsere Seele und schließlich in unseren Körper. Mit einem Blick weit über den Tellerrand hinaus zeige ich Ihnen mithilfe der Sichtweisen anderer Kulturen all jene Faktoren, Umstände und Einflüsse, die unser Bewusstsein und unsere Lebenskraft steuern. Das Verständnis des oberen Teils der Pyramide ist der Schlüssel für eine starke und stabile Mitte. Nur mit einer starken Mitte können wir unser Leben so beeinflussen, dass wir es glücklicher, gesünder und erfüllender gestalten und dann auch so empfinden können. Welche potenzielle Zukunft wir dann ansteuern, wird ausschließlich davon bestimmt, worauf unsere Aufmerksamkeit, das heißt der Fokus unserer bewussten Wahrnehmung gerichtet ist. Richten wir sie nach außen, werden wir sie im Außen finden, richten wir die Bewusstheit nach innen, wird sich uns dort das Universum offenbaren. Je mehr wir uns selbst wahrnehmen, desto mehr verändern wir uns.

Praktischer Tipp

Die folgenden Affirmationen können helfen, im Alltag die innere Mitte wiederzufinden. Sprechen Sie sie laut aus und versetzen Sie sich in das Gefühl der Aussage. Wiederholen Sie diese Kraftsätze mehrmals hintereinander und spüren Sie der Wirkung in sich nach. Wie verändert sich Ihre Körperhaltung? Was verändert sich an Ihrer Stimmung?

- Wohlige Geborgenheit wächst jetzt in mir.
  Wohlige Geborgenheit erfüllt mein ganzes Sein.
- Ich bin getragen von Mutter Erde. Ich bin angenommen, so wie ich bin.
- Ich bin in Ordnung – ich darf so sein.

4
Die Lebensenergie – Heilkraft aus der Mitte

> Unser Leben ist, wie das Ganze, in dem wir enthalten sind, auf eine unbegreifliche Weise aus Freiheit und Notwendigkeit zusammengesetzt.
>
> Johann Wolfgang von Goethe

Der Urgrund allen Seins

Weit jenseits von Worten und Vorstellungen liegt das, was die Chinesen Dao nennen, das ewig Göttliche, ohne Raum und Zeit immer Existierende. Diesem nicht zu Benennenden und nicht zu Beschreibenden können wir uns wie die Mystiker und Philosophen nur indirekt nähern, indem wir es umkreisen und mit immer neuen Gleichnissen und Parabeln belegen. Alle Versuche der Beschreibung bleiben aber angesichts des Unvorstellbaren unvollkommen, sodass um das Dao immer etwas Geheimnisvolles liegt.

Zu allen Zeiten hat es Menschen gegeben, die das Dao erfahren haben, sei es durch das Leben selbst oder durch die Ausrichtung ihrer Energie auf das Suchen und Finden von Erkenntnis des Lebens und der Göttlichkeit. Dao ist ein Weg aus dem „Reich der Mitte", der uns in und durch das Reich unserer Mitte führt. Dabei ist der Weg das Ziel und das Ziel ist der Weg – ein spiritueller Weg, den man gehen kann und dessen Ziel in jedem Schritt enthalten ist.

Die Wurzeln der chinesischen Schöpfungsgeschichte liegen im Goldenen Zeitalter vor ca. 4 000 bis 5 000 Jahren. Lao-tzu, der im 5. Jahrhundert v. Chr. lebte, verfasste aus eigenen, tiefsten Einsichten heraus das Grundlagenwerk des Daoismus, das *Daodejing*. Ihm zufolge ist das Dao der Urgrund der Schöpfung – alles kommt aus ihm und kehrt in ihn zurück. Es ist in allem und jedem und durchdringt jede Existenz im ganzen Universum. In der Stille der Meditation leert der Übende sich von seinen Gedanken, um letztlich zu einem leeren Gefäß zu werden, das die feinen Impulse des Dao aufnehmen kann. Die Leere führt so zu Lebzeiten zur Quelle allen Seins zurück.

Aus der universellen Kraft des Dao, des Göttlichen, heraus manifestierte sich aus dem undifferenzierten „Einen" in der Welt der Erscheinungen die differenzierte „Zwei": Yin und Yang entstanden, zwei gegensätzliche dynamische Aspekte, die in ständiger Bewegung den permanenten Wandel und damit die rhythmischen Gesetze des Lebens darstellen. Wir Menschen leben als Strahlen des Dao in der Polarität. So bleibt unsere menschliche Existenz ständigem Wandel und immer wieder neuen Erfahrungen unterworfen. Aus dieser Erkenntnis lässt sich Mut schöpfen, die immer wieder notwendigen Veränderungen im Leben – innere wie äußere – anzunehmen. Nur durch das Zulassen und Akzeptieren dieser Gesetzmäßigkeiten können wir gesund bleiben und in Übereinstimmung mit uns und im Einklang mit der Natur leben. Wandel heißt: Altes aufgeben, da bereits der neue Anfang anklopft. So ist im Yin immer schon ein Körnchen Yang (und umgekehrt) als Symbol des Neubeginns enthalten. Wandel bringt Erneuerung, bringt Faszination und Freude.

Zwei erzeugt drei

Die Wechselwirkung von Yin und Yang erzeugt Qi. Das Qi des Himmels, im Tibetischen Nüspa genannt, ist der göttliche Odem, der jegliche Form und jegliches Leben des Universums erschafft. Alles im Universum ist von Qi durchdrungen. Qi ist Kraft, Materie und Geist in einem. Es kann so viel stoffliche Ausprägung annehmen, dass es sich als Essenz und physische Erscheinung manifestiert. In seiner feinstofflichen Form zeigt sich Qi als

Gedanken, Gefühle, Träume und Sinneswahrnehmungen. Das Qi formt den Menschen, der zwischen Himmel (Yang) und Erde (Yin) steht und beiden seine Existenz verdankt.

Alle Lebewesen erhalten bei ihrer Zeugung so viel Qi, wie sie brauchen, um „vollkommen" zu sein. Dann aber benötigen sie Quellen, aus denen heraus sie weiteres Qi generieren. Zwei Energiequellen speisen das System maßgeblich. Sprudeln sie gleichmäßig und sind sie in ausgewogener Fülle, dann sind wir glücklich, gesund und tatkräftig. Wir fühlen uns stabil in unserer Mitte.

Nüspa – kraftvolle Essenz aus der Flasche

Eine dieser Quellen ist ein angeborener Samen. Diesen Samen, das Wesentliche in seiner konzentrierten und stofflichen Form, nennen die Chinesen *jing*: Essenz. Im Laufe des Lebens entfaltet sich die Essenz zunächst immer mehr, bis sie sich zum Schluss verbraucht hat. Ist sie aufgebraucht, sterben wir. Deshalb muss sie gut „aufbewahrt" werden, sodass sie sich gemächlich und ohne Überhitzung entfalten kann. Unachtsame Lebensführung ebenso wie ein erhitzter Geist lassen die Essenz sinnlos verströmen. Diese karmische, mitgebrachte „Konstitutionsenergie" kann man mit einer Flasche vergleichen, die bei der Geburt voll ist, sich im Laufe des Lebens aber leert, bis der letzte Tropfen aus ihr entweicht. Dann ist das Leben vorbei. Diese Flasche ist nicht wiederauffüllbar, aber wir können ihren Inhalt behüten und sparsam damit umgehen.

Die Lebenskraft eines Menschen nährt sich

- aus gesunder und typgerechter Nahrung
- aus Familienstruktur und befriedigenden sozialen Beziehungen
- aus dem Kontakt und dem Gefühl der Verbundenheit mit der Natur und durch den richtigen Umgang mit den Naturfaktoren und menschlichen Grundbedürfnissen einer gesunden Lebensführung
- aus Liebe, liebevollen Beziehungen, Leidenschaft, Sexualität, Begeisterung und Freude für das, was man tut, und aus dem Gefühl, am richtigen Ort auf dem richtigen Weg zu sein

- aus Mitgefühl (Verzeihen), Dankbarkeit und dem Annehmen und Akzeptieren von Gegenwart und Vergangenheit
- aus tugendhaftem Denken und authentischem Verhalten
- durch Bewegung, zum Beispiel Tai Ji, Qi Gong, Yoga
- durch Meditation
- aus Behandlungen wie zum Beispiel Shiatsu, Tuina, Ayurveda

Nüspa – die Lebensenergie – steuert Vitalität und Gesundheit

Jede irdische Manifestation ist Ausdruck einer allumfassenden Kraft, einer dynamischen Energie, die jedes Lebewesen durchdringt. Diese unsichtbare, auch den menschlichen Körper durchdringende Lebenskraft kann stark oder auch schwach zum Ausdruck kommen. Lebendigkeit, Ausstrahlung, Frohsinn, Gelassenheit, innere Stärke, Mut, Freude, Begeisterung und Leidenschaft weisen auf einen gleichmäßigen Fluss dieser Lebensenergie hin. Der Mensch, dessen Lebensenergie so fließt, hat einen klaren, festen Blick, leuchtende Augen, eine starke, deutliche Stimme, einen festen Händedruck und ein bestimmtes, präsentes Auftreten. Sein Abwehrschild, das Immunsystem, ist intakt. Er ist kompromisslos lebensbejahend, authentisch und mit sich und der Welt im Einklang.

Wir haben es selbst in der Hand, wie stark oder wie schwach unser Nüspa ausgeprägt ist. Das Gewahrsein, der bewusste Umgang mit den Ordnungsprinzipien der gesunden Lebensführung und mit den geistigen Naturgesetzen, ist der Schlüssel für ein starkes Nüspa.

Wie das Bewusstsein das Sein bestimmt und der Mensch dementsprechend ist, was er denkt, so ist ein frischer Geist die wesentliche Quelle von Nüspa und damit Grundvoraussetzung für Gesundheit, Vitalität und Glück. Die sich durch die natürliche, bewusste Lebensführung nährende Energie des Nüspa bleibt dann in der Fülle und im Fluss und sichert uns eine starke Mitte durch ein harmonisches Zusammenspiel ihrer fünf Elemente Holz, Feuer, Erde, Metall und Wasser und den sich aus ihr formenden Lebensessenzen *rLung* (Wind), *mKhrispa* (Galle) und *badkan* (Schleim).

Die Energieflasche

Stellen wir uns einmal vor, dass diese zweite Quelle unsere Energieflasche immer wieder auffüllt.

Ein Mensch, dessen Energieflasche voll ist, strahlt Charisma und Attraktivität aus. Er ist gesund, klar und leistungsstark. In seiner Nähe fühlt man sich wohl, so als würde man von seiner Fülle auf unsichtbare Weise etwas abbekommen. Umgekehrt meidet man oft intuitiv den Umgang mit Menschen, deren Flasche weitgehend leer ist und die uns wie unsichtbare „Energiesauger" vorkommen.

Die unterschiedlichen Herausforderungen des Lebens konfrontieren uns mit vielfältigen Faktoren, die wir aushalten und abwehren müssen. Äußere Einflüsse wie Stress und Überlastung oder innere, emotionale Faktoren wie Trauer, Grübeln, Wut und Hass, Neid und Eifersucht, Mangel an Freude und Angst sind in der Lage, uns wie Tsunamis zu überrollen und Energie zu entziehen. So schwankt der Inhalt der Energieflasche meist noch oberhalb einer Reservezone auf und ab. Wir neigen dazu, uns an ein Niveau von 70 bis 80 Prozent des Möglichen zu gewöhnen, und verlieren im Laufe der Zeit das Gefühl, wie es war, als wir 100 Prozent hatten oder uns gar auf 130 Prozent (frisch verliebt, leidenschaftliche Begeisterung usw.) „hochgetunt" haben.

Im Lärm des Alltags geht das Gefühl für den emotionalen Status ebenso wie für das aktuelle Energieniveau meist recht schnell und unbemerkt verloren. Nur allzu leicht passiert es dann, dass wir aus dieser Energieflasche mehr herausnehmen, als wir neu generieren bzw. nachfüllen können. Das Niveau sinkt in den Reservebereich. Unterschreiten wir die kritische Grenze, reagiert unser System zunächst mit feinen Signalen – ein ungutes Gefühl, dass irgendetwas nicht stimmt, wir fühlen uns nicht in unserem Element. Dieses Gefühl gibt uns die Chance hinzuschauen. Es fordert uns gewissermaßen auf, stehenzubleiben und unsere Lebenssituation bewusst und sorgfältig zu betrachten, um zu verstehen, was in uns oder um uns herum aus der Mitte bzw. aus dem Gleichgewicht geraten ist. So lenkt das erste feine Signal unsere Aufmerksamkeit auf die aktuellen Herausforderungen, denen wir in angemessener Form begegnen können.

Missachten wir dieses feine Signal, ist unser System gezwungen, uns weitere, deutlichere Alarmzeichen zu senden – ein dumpfes Gefühl im

Kopf, Müdigkeit, Schlafstörungen, Gereiztheit, Appetitlosigkeit. Werden sie nicht beachtet, müssen die Alarmglocken erneut lauter klingeln. Vielleicht fordert uns eine Grippe mit Gewalt auf, uns die dringend benötigte Bettruhe zu gönnen. Vielleicht zeigen uns Rückenschmerzen oder ein Migräneanfall, dass wir dringend neue Energie brauchen. Bleib stehen, sagt unser Körper, schau hin, versuche zu verstehen, was in dir und um dich herum vorgeht, und ändere die Dinge so, dass sie wieder ins Gleichgewicht kommen. Nimm weniger aus deiner Energieflasche heraus und kümmere dich mehr um das Nachfüllen.

So wie bei einer Wunde die körpereigenen Heilkräfte mobilisiert werden und sie in perfektem Zusammenspiel verschließen, sendet unser Körper also rechtzeitig Warnsignale auf adäquater Ebene aus, damit sie uns wachrütteln und motivieren, krankmachende Denk- oder Verhaltensweisen zu ändern. Genau genommen sind es „liebevolle Hinweise" einer heilsamen Kraft in uns, die uns auffordern, unserer Intuition mehr Beachtung zu schenken. Analysieren und deuten wir diese Zusammenhänge, ergeben sich genaue Hinweise auf die gestörten Energiekreisläufe. So lässt sich ein direkter Zusammenhang zu dem gestauten Element oder Energieprinzip darstellen. Daraus wiederum ergibt sich automatisch die Therapie.

Werden auch die immer deutlicheren Warnsignale nicht als solche verstanden und kommt es zu keiner Verhaltensänderung, sinkt das Energieniveau weiter ab. Nun nähern wir uns dem Ende der Reservezone und damit dem Beginn der roten Zone. Sinkt das Energieniveau weiter ab, entsteht ein zunächst nicht so leicht reparabler Schaden. Zellen werden zerstört und in die Blutbahnen geschwemmt. Nun ist die Schulmedizin in der Lage, den entstandenen Schaden mit moderner Diagnostik festzustellen, um das, was kaputt ist, anschließend zu reparieren. Ist es erst einmal so weit gekommen – also zu einem Schlaganfall, Krebs, einem Herzinfarkt –, haben alternative Heilverfahren keine vorrangige Bedeutung. Nun dürfen wir uns von den segensreichen Verfahren moderner Hightech-Medizin Hilfe holen.

Ganz anders verhält es sich, wenn sich unser Energieniveau noch in der Reservezone befindet. Dann liegt eine energetische Störung vor, die noch zu keinem Zellschaden geführt hat und daher der schulmedizinischen Diagnostik nicht zugänglich ist. Dies ist der Bereich der fernöstlichen Heilkunde. Mittels alter traditioneller Verfahren wie der tibetischen Pulsdiagnose wird die energetische Störung bzw. das Elementeungleichgewicht diagnostiziert, sodass rechtzeitig Gegenmaßnahmen eingeleitet werden können. Krankheitsrisiken können aufgespürt und Maßnahmen zur Stabilisierung des Energieflusses eingeleitet werden.

Auf der Suche nach Energie

Eine der Segnungen der Meditation ist das Ansammeln von Lebensenergie. Das geschieht „automatisch", wenn wir meditieren. Meditation und die mit ihr einhergehende Zunahme von Lebensenergie bringt unser Energiesystem ins Gleichgewicht und stärkt unsere Mitte. Bewusstheit ermöglicht es uns, energiezehrende und krankmachende, schädliche Gedanken und Handlungen zu unterbinden, da wir deren Konsequenzen überblicken. Das Wissen um die Naturgesetze und die Konsequenzen unseres Handelns behütet uns vor Fehlern. Wissen, Bewusstheit und Disziplin in der Umsetzung der Erkenntnisse werden damit zu einem entscheidenden Lebensgewinn.

Wichtig für Klarheit und Tatkraft ist eine stabile Mitte, die sich aus einem geordneten Energiefluss bildet. Es hört sich fantastisch an, aber es ist Fakt: Die Menge der uns zur Verfügung stehenden Energie, die Kraft unserer Mitte, bestimmt unser Maß an Erfolg, Lebenskraft, Schönheit, Spiritualität, Harmonie, Entscheidungsfähigkeit, Zufriedenheit und Freude. Und nicht nur das: Nach der Stärkung der Mitte reinigt sich unser System. Ordnung und Struktur werden gestärkt, gesundheitsfördernde Therapien unterstützt, körpereigene Kräfte gefördert, Kreativität und Schöpfungskraft nehmen zu. Ein ausreichend hohes Maß an Energie lässt uns leichter Ja zu unserem Leben sagen.

Die fünf Grundenergien – Helfer in jeder Situation

Jede der fünf Elementeenergien hat ein einzigartiges Wesen, eine eigene geistige Sphäre, von der eine ausgleichende und heilende Kraft ausgeht. Jeder Mensch besitzt aufgrund seiner Konstitution und seiner Charakterausprägung eine Affinität zu einem oder mehreren der fünf Elementeprinzipien. Gemäß seinem Elementetypus hat er Stärken und Schwachpunkte. Die körperlichen Schwachpunkte sind die dem Element zugeordneten Organe. Sie melden sich bei energetischen Ungleichgewichten zuerst. Die fünf Grundenergien stehen uns im Verlauf des Tages, des Jahres und des Lebens in der jeweils vorherrschenden Form als kraftvolle Begleiter zur Verfügung. Wir können sie zudem gezielt als Werkzeuge einsetzen, wenn unser Motor unrund läuft oder wir aus der Mitte geraten sind.

- Das Holz will wachsen, ehrgeizig und strebsam weit nach oben hinaus. Wird das Wachstum behindert, drückt sich dies in der Emotion Wut aus. Gestaut, blockiert und heruntergeschluckt entlädt sie sich über Krankheit. Gleichzeitig erstickt die gestaute Wut jede Kreativität und wirkliches Fortkommen. In der „erlösten" Form brechen die Kreativität, Durchsetzungskraft und Dynamik, die das **Holzelement** kennzeichnen, alte Strukturen auf und ermöglichen so, dass Neues entstehen kann. Es ist die Kraft des Befehlshabers, der Tat, des Durchsetzens, der Dynamik und des Durchbruchs. Starke Holzenergie schafft Fakten, indem sie spontan in Aktion geht.
- Das Neue schafft Raum für das Entfachen eines Feuers, so wie das Holzscheit, sorgfältig und im richtigen Moment nachgelegt, das Feuer zum Aufflammen bringt. Leidenschaft, Begeisterung, Freude und Genuss finden im **Feuerelement** ihren Ausdruck. Leichtigkeit, Gefühlstiefe und Kommunikation sind als Formen der Feuerenergie in Fluss. So ist man der Einheit am nächsten, wenn Freude und Leidenschaft das Leben bestimmen. Lust und Freude motivieren und inspirieren. Ein Mangel an Liebe, Freude und Sinn lässt die Flamme ersticken. Die Trennung von der Einheit wird spürbar.
- Das Feuer verbrennt das Holz zu Asche, zu Erde. Erlischt es, beginnt das Denken. Jetzt sind wir im **Erdelement**. Denken, Sorgen, Grübeln sind die Emotionen, die es stören. Leicht kann es passieren, dass man den Boden unter den Füßen verliert und keine Erde mehr hat. Ein stabiles Erdelement, eine gute Verwurzelung in einem wachen, frischen Geist und einem klaren Bewusstsein inspirieren und bieten unserer Intuition einen guten Nährboden. Klares und Trübes kann nicht nur auf körperlicher, sondern auch auf geistiger Ebene gut getrennt werden. Hier entstehen Impulse und Ideen, die tragbar sind und klare Absichten hervorbringen.

- Diese klaren Absichten führen zu der Notwendigkeit, die alten, eingefahrenen Bahnen zu verlassen. So müssen Entscheidungen getroffen werden, die zum Loslassen des Alten führen. Loslassen ist das Thema des Metallelements, Trauer die lähmende Emotion dahinter – Trauer schwächt das **Metallelement**. Gelingt es, alte Bilder, Strukturen, Vorstellungen und Glaubenssätze loszulassen, sind dies entscheidende Ecksteine auf dem Weg zur Freiheit. Die im Erdelement entstandene Idee und die ihr folgende Absicht werden durch ein starkes Metallelement auf ihrem Weg in die Umsetzung unterstützt, indem alte eingefahrene Wege aufgegeben werden. Eine neue Struktur gibt der Idee nun die nötige Tragfähigkeit.
- Weitere Unterstützung auf dem Weg zur Umsetzung erfährt die Idee durch ein starkes **Wasserelement**. Ausdauer und Vertrauen kommen hier unterstützend dazu. Angst, die dem Wasser zugeordnete Emotion, würde den Umsetzungsprozess zum Erstarren bringen. Angst schwächt das Wasserelement und bringt den Energiefluss zum Erstarren. Das hier stärkende Vertrauen und die Ausdauer des Wasserelements nähren das Holz. Sie schaffen Mut und Zuversicht. Der Mut wiederum stärkt die Tatkraft. Tatkraft, die das Neue schafft und das Feuer entflammt. Wo das Element schwach ist, dort kann der Motor anfangen zu stottern. Der Fluss ist blockiert. Ursache der Blockierungen sind neben den vielfältigen Ängsten unsere Konditionierungen und angeeigneten Überzeugungen.

Auf den Punkt gebracht

Wir haben es selbst in der Hand, sorgsam mit unserer Essenz umzugehen. Die Energie des Nüspa, die in fünf großen Energiesystemen durch unseren Körper zirkuliert, kann von uns aktiv und passiv beeinflusst werden. In allen Gefühls- und Lebenslagen können wir über die Stärkung des jeweils geschwächten Elements wieder den Zustand des Gleichgewichts der Mitte herstellen.

Praktischer Tipp

Verdeutlichen Sie sich die Stärken der fünf Elemente an den folgenden Leitsätzen und bauen Sie sie individuell in Ihren Tagesablauf ein, indem Sie sie wie Metta-Meditationssätze anwenden. Die Metta-Meditation ist eine der ältesten Formen der buddhistischen Meditation, die auch als Herzmeditation bezeichnet wird. Konzentrieren Sie sich auf das Thema, das Ihnen im Moment am Wichtigsten erscheint.

Leitsätze zu den fünf Elementen

- **Holz:** Möge ich in meiner Kraft sein und mich richtig entscheiden.
- **Feuer:** Mögen Freude und Leidenschaft meinen Alltag bestimmen.
- **Erde:** Möge ich stabil und fest in mir verankert sein.
- **Metall:** Möge ich loslassen können, was mein Leben einschränkt.
- **Wasser:** Möge ich der Weisheit in mir vertrauen und mich von ihr leiten lassen.

Verankerungstechnik

- Ich segne den Augenblick.
- Ich vertraue in meine Kraft und erwarte das Beste. Während Sie das Wort *Kraft* aussprechen, drücken Sie beide Handflächen so fest zusammen, dass Sie den Druck bis in die Schultern spüren. Wiederholen Sie diese Worte zur Verankerung 42 Tage lang immer nach dem Zähneputzen.

5
In der Falle

Alte Instinkte, falsche Vorstellungen und Überzeugungen

> Der Gedanke ist alles. Der Gedanke ist der Anfang von allem. Und Gedanken lassen sich lenken. Daher ist das Wichtigste: die Arbeit an den Gedanken.
>
> Leo Tolstoi

Das Unglück der Menschheit basiert in der heutigen Zeit zu mehr als 99,9 Prozent auf Denkfehlern. Unsere bewusste und unbewusste, rein subjektive Bewertung der jeweiligen äußeren Situation lässt unsere Instinkte glauben, dass unser Leben in Gefahr sei. Das versetzt das System in Spannung, raubt Energie und stört den Fluss der fünf Elemente. Tatsächlich aber besteht so gut wie nie eine derartige Gefahr. Gelingt es uns, mehrere dieser Instinkte zu entlarven und auszuschalten, können wir eine stabile Mitte aufrechterhalten.

Wie Schwierigkeiten anfangen und enden

Unser Gehirn hat sich im Laufe der Evolutionsgeschichte stets weiterentwickelt, indem es Überlebensprogramme eingeflochten hat, die das Gesamtsystem immer präziser und schneller auf bestimmte Lebensumstände reagieren lassen. Eine Vielzahl von Subprogrammen wurde geschaffen, um das Überleben eines Urmenschenrudels in der Wildnis zu sichern. Dass wir inzwischen in einer Zivilisation leben, die unser Überleben weitgehend sichert, hat auf die Gehirnfunktionen wenig Einfluss, da ein paar tausend Jahre evolutionstechnisch nur ein winziger Zeitraum sind. So reagieren wir nach wie vor schnell auf das, was unsere Instinkte uns sagen – und diese gehen nach wie vor von einem gefährlichen Leben in einem kleinen Rudel in der Wildnis aus. So ist etwa Ablehnung durch einen anderen Menschen gleichbedeutend mit der Gefahr, aus dem Rudel ausgeschlossen und damit den „Säbelzahntigern" ausgeliefert zu werden. Um uns vor solchen Gefahren zu schützen, erzeugen unsere Instinkte Ängste. Ängste wiederum lenken unsere Wahrnehmung auf drohende Gefahren. Ob diese nun real oder, wie in der heutigen Zeit, meist nicht real sind, ist dabei egal.

Dies führt dazu, dass eine Vielzahl von Ängsten permanent Alarm schlägt und uns in inneren Stress versetzt. Ob es am Lagerfeuer im Busch raschelt und das System sich binnen Bruchteilen von Sekunden auf den Angriff des Tigers vorbereitet oder ob sich die Schritte des Chefs der Bürotür nähern – das System reagiert mit der gleichen Adrenalinausschüttung. Obwohl wir in der heutigen Zeit nicht mehr wirklich in Gefahr sind, laufen zahlreiche Automatismen ab, die wir nur durch sehr bewusste Aufmerksamkeit beherrschen können. Unser Überlebenscomputer ist aus grauer Vorzeit mit einer Reihe von Überzeugungen und Überbleibseln von Instinkten programmiert, die uns in unseren Möglichkeiten kaum merkbar, aber dennoch massiv blockieren und einschränken.

- **Der Sicherheitsinstinkt**
  Jede neue Situation wird in der Regel automatisch erst auf ihre Gefahren, dann auf Vor- und Nachteile untersucht, bevor andere Möglichkeiten in Erwägung gezogen werden. So schaffen wir uns ständig Probleme und Ausreden, warum wir Dinge nicht tun, statt frei und spontan „Ja!" zu rufen. Unsere Intuition, die Neues grundsätzlich mit einem „Juchu!" begrüßt, wird sofort mit vielerlei Bedenken und „Aber" geknebelt und mundtot gemacht.

- **Der Rudelinstinkt**
  Aus einer evolutionsbedingten Programmierung neigen wir dazu, uns eher anzupassen und Regeln zu unterwerfen, als aufzustehen und gezielt unsere Meinung unverblümt zum Ausdruck zu bringen. So halten wir mehr Höflichkeitsregeln und sonstige Anstandsnummern aus, als uns eigentlich lieb ist. Und das nur aus einem Grund: der Angst vor dem Ausschluss aus der Gemeinschaft (dem Rudel). Durch Ängste verbiegt der Mensch seine Persönlichkeit in einer ungesunden Weise, nur um dazuzugehören. Der Preis dafür ist der Verlust an Wahrhaftigkeit und Kongruenz. Die Entfaltung des eigenen Potenzials hat hier keinen Platz. Was bleibt, ist ein ungutes Gefühl. Die Mitte ist instabil. Intuition, Kreativität, Gefühl und wahrhaftige Sprache finden nicht den adäquaten Ausdruck.

- **Der Sexualtrieb**
  Der Sexualtrieb steuert in der Jugend überwältigend, im reifen Alter meist eher weniger weite Bereiche unseres Lebens.

- **Der Vergnügungstrieb**
  Freude, Begeisterung, Faszination, Genuss, Spiel, Spaß, Sexualität führen uns zu Dingen, die sich gut anfühlen. Das ist gut so, da es uns zur Weiterentwicklung antreibt und motiviert, Neues auszuprobieren. Wir fühlen uns zu vielen Dingen hingezogen und gehen mutig auf Ziele zu, weil wir glauben, dort etwas zu finden, das uns im Moment fehlt.

Aber: Angst und Sicherheitsinstinkt haben beim Menschen grundsätzlich Vorrang gegenüber Lust und Genuss. Obwohl unser Leben in fast keiner Alltagssituation wirklich bedroht ist, bestimmen die alten Sicherheitsprogrammierungen unser Denken und Handeln. Der wesentliche Unterschied zwischen einem glücklichen und einem unglücklichen Menschen besteht unter anderem darin, wie er seine Situation bewertet und wie viele Aspekte er dabei als Problem betrachtet. Die Annahme, wir müssten zuerst alle Probleme lösen, um glücklich sein zu können, ist dabei ein Fehler in der großen Denkmaschinerie des Menschen. Dieser Denkapparat hat der Menschheit zu unglaublichen Leistungen verholfen. Es ist wundervoll, wie wir ihn als Werkzeug benutzen können, um unsere Ideen und Visionen in die Tat umzusetzen. Wir können analysieren, planen, reflektieren.

Auf der anderen Seite kann uns der Verstand in die Ruhelosigkeit der ständigen Gier (Windkrankheit) genauso wie in Lähmung, Trägheit und verängstigte Antriebslosigkeit (Schleimkrankheit) treiben.

Der Denkapparat – Abbauorgan überschüssiger Spannungen

Das Denksystem in der Großhirnrinde erschafft in uns permanent ein theoretisches Modell von Überzeugungen und einer ganz individuellen Wirklichkeit. Unsere Überzeugungen, Muster und Glaubenssätze kreieren dabei eine Realität, die sich Tag für Tag in mehr oder weniger gleicher Weise wiederholt. Auf komplexe Art ermöglicht uns unser Hirn, vergangene Situationen systematisch zu verstehen und zukünftige Situationen theoretisch durchzuspielen und zu planen. Das Gehirn besteht bekanntermaßen aus zwei Hälften, von denen die rechte Hälfte intuitiv arbeitet, während die linke Hälfte in rational analytischen Zusammenhängen denkt. Das Bewusstsein identifiziert sich in einem Alltag, in dem Planung, Strategie und Systematik gefordert sind, meist mit der linken Gehirnhälfte.

Aus der Überzeugung, von der Einheit getrennt zu sein, und aus dem Gefühl des Mangels heraus treibt es uns in eine Suche nach Vervollkommnung und Fülle. Durch Assoziationsketten schafft das Bewusstsein darüber hinaus in die Zukunft reichende Risikoprognosen und erzeugt damit komplizierte Problemstrukturen, die zumeist unnötige Ängste auslösen und uns immer wieder aus der Mitte reißen. So entsteht das Bedürfnis nach (vermeintlicher) Sicherheit. Auch Gedanken um Schuld und Moral sind typische Beispiele solcher Konstrukte.

Alle unsere Probleme basieren letztlich auf Missverständnissen des Verstandes. Im Kern haben sie eines gemeinsam. Sie beruhen darauf, dass wir eine Situation ablehnen oder die klärende Handlung mutlos unterlassen. Stattdessen beschäftigen wir uns pausenlos mit unseren überholten Überzeugungen und Vorurteilen, unseren unerfüllten Hoffnungen. Je öfter wir das tun, desto öfter lenken wir unsere Wahrnehmung auf das, was wir ablehnen. Die Problemwendespirale dreht sich endlos. Jede Problemlösungsmethode, die den Zwang oder die Überzeugung beinhaltet, den Konflikt lösen zu müssen, lässt dahinter die Angst erkennen, die wiederum zu einer verstärkten Anhaftung an das Problem führt und damit den eigentlichen intuitiven Lösungsimpuls nicht entstehen lässt.

Unser emotionales Gedächtnis speichert bei massiveren Problemen Sinnesreize zusammen mit den in der jeweiligen Situation erlebten Gefühlen ab. Die Gefühle sind sozusagen der Zement, mit dem das Erlebnis im Unterbewusstsein fixiert wird. Später auftretende, ähnliche Situationen werden entsprechend als erstrebenswert oder als gefährlich eingestuft. So entstehen destruktive Verhaltensmuster oft bereits in frühester Kindheit, in der unsere Instinkte Situationen als akute Lebensgefahr erfahren haben und daher im späteren Leben um jeden Preis vermeiden wollen.

Oberflächlich sichtbare Probleme sind zumeist Ausdruck von Grundüberzeugungen, die wir in der Kindheit angenommen haben. Sie manifestieren sich in immer neuen Problemen und bestätigen sich dadurch selbst, solange sich eine negative Überzeugung nicht verändert.

Anhaften an Gewohnheiten

Schon immer beschäftigte mich die Frage, warum wir eigentlich nach bestimmten Emotionen so süchtig zu sein scheinen. Gefühle sind auf körperlicher Ebene nichts anderes als biochemische Signale, die dem Informationsaustausch zwischen Körper und Gehirn dienen, um das der Situation angemessene Verhaltensprogramm auszuführen. Auf diesem Regelungssystem basieren unsere Motivationen, etwas erreichen oder vermeiden zu wollen.

Neurophysiologen fanden heraus, dass im Hypothalamus jede Emotion einen bestimmten chemischen Stoff, ein Neuropeptid, erzeugt. Zu diesem Molekül gibt es wiederum ein Gegenstück, einen Rezeptor. Nimmt der Rezeptor ein solches Emotionsmolekül (zum Beispiel ein bestimmtes Endorphin) auf, fühlen wir die Emotion. Nun sind wir von Natur aus derart angelegt, dass wir uns an der Lust orientieren. Unser Gehirn ist so eingerichtet, dass es Lust registriert und sucht. Das ist der Motor der Evolution.

Alles, was wir mit unseren Sinnen wahrnehmen, ist mit den Emotionsmolekülen verbunden. So richten wir unsere Wahrnehmung oder unsere Aufmerksamkeit automatisch auf das, was für uns wichtig ist, was uns dient, uns auf unserem Weg stärkt und unser Überleben sichert.

Gleichzeitig versuchen wir, Schmerz zu vermeiden, indem wir Gefahren aus dem Weg gehen oder uns rechtzeitig auf sie einstellen. Auch hier dienen die Emotionsmoleküle als Werkzeuge. Nehmen wir etwas Gefährliches wahr (zum Beispiel ein Raubtier im Busch hinter uns), bräuchte das assoziative Gehirn zu lange, um adäquate Schutzmaßnahmen vorzubereiten. Emotionen schätzen die Situation rasch ein, ohne dass gedacht werden muss. Sie senden die chemischen Botschaften aus, die augenblicklich die Kampfbereitschaft oder den Fluchtinstinkt auslösen.

So sind Emotionen die Chemie, mit der eine Erfahrung neurologisch verstärkt wird. Wir erinnern uns vor allem an die Situationen und die bedeutsamen Dinge in unserem Leben, die mit mehr Emotionen, also hohen Peptidausschüttungen, verbunden waren. Sie sind besonders tief abgespeichert. Genau dies kann jedoch in der Welt, in der wir heute leben, zu einem Problem werden.

Der verführerisch kurze Weg zwischen Reiz und Reaktion, dieser Abkürzungsmechanismus zum Überleben, wird zu einer verhängnisvollen Falle. Sobald sich die gleichen chemischen Ereignisse ständig wiederholen, werden sie in unserem Gehirn verschaltet und fest verankert. Das bedeutet, dass sich unsere Muster und Gewohnheiten permanent wiederholen, ohne dass wir darüber nachdenken müssen. Wenn wir jedoch ständig die gleichen Emotionen erleben, ohne auf ihnen aufzubauen, sind wir in den immer gleichen Gewohnheiten und Mustern aus Reiz und Reaktion gefangen. Der Ehrgeiz, Neues zu tun, schwindet, und die Angst davor, eingefahrene Bahnen zu verlassen, nimmt zu. Wir werden zum Produkt unserer chemischen Stoffe. Neuronennetze verschalten und verknüpfen sich immer mehr und wir erleben jeden Tag immer wieder das Gleiche. Schließlich merken wir kaum noch, wie sehr wir in diesem Kreislauf gefangen sind. Neuronale Datenbanken der gespeicherten Vergangenheit bestimmen unser Dasein.

Die Sucht nach Angst – Rezeptorhunger

Wenn ein Rezeptor für einen chemischen Botenstoff oder für eine Droge über einen längeren Zeitraum intensiv bombardiert wird, beginnt er zu schrumpfen. Die ausgelöste Reaktion wird immer schwächer. Das bedeutet, dass die Menge, die zum Beispiel ein Drogensüchtiger braucht, immer größer werden muss, damit er das gleiche Hochgefühl erlebt. Diese Toleranzentwicklung haben wir nicht nur in der Drogenszene, sondern auch bei allen Sportarten, die mit ungewöhnlichem Nervenkitzel einhergehen. Es ist die gleiche Sucht, das immer Ausgefallenere, immer Verrücktere zu suchen. Sexsucht, Machtsucht, Habsucht, Arbeits- und Stresssucht – sie alle verbindet dasselbe Schema: Es kann nie genug sein, die Rezeptoren werden immer hungriger.

Das Spannende daran ist, dass wir auch nach bestimmten, immer wiederkehrenden Erfahrungen süchtig werden. Wir geraten regelrecht in Entzug, wenn wir eine bestimmte Gewohnheit nicht immer wieder aufs Neue bedienen. Sich ärgern, ständig traurig sein, Ängste, über immer wieder das Gleiche grübeln: Auch hier sind hungrige Rezeptoren am Werk, die nach mehr verlangen. Schafft man Situationen, die diesen Gefühlswunsch bedienen, spürt man sich und ist auf einer bestimmten Ebene befriedigt. Das eigentliche Problem liegt nicht in den Emotionen an sich, sondern im Verhaftetsein an diesen Emotionen, denn erst das verursacht den Schmerz und das Leid. Es sind zivilisationsbedingte Irrtümer unseres Denkapparats, die uns häufig daran hindern, unser schöpferisches Potenzial positiv zu nutzen, und durch die wir uns selbst unglücklich machen.

Oft konnte ich in meiner Praxis beobachten, dass dies auch für Menschen gilt, die Pech und Unglück anziehen. Man weiß heute, dass zum Beispiel 80 Prozent aller Unfälle von nur 20 Prozent der Menschen – also immer denselben – verursacht werden. Ein Klub der Pechvögel – der jedoch weniger Mitglieder hat als der Klub der Opfer. Dazu gehören Menschen, die sich an die Opferrolle gewöhnt haben. Ihr Rezeptorhunger nach genau der passenden chemischen Ausschüttung lässt sie immer wieder die gleichen „schmerzhaften“ Erfahrungen machen, nach denen sie sich unbewusst sehnen. So schaffen sie laufend Situationen, die ihnen das Mitleid und die Unterstützung anderer Menschen garantieren.

Maya – Die Welt als Fata Morgana

> Die signifikanten Probleme, vor denen wir stehen, lassen sich nicht auf derselben Ebene des Denkens lösen, auf der wir sie geschaffen haben.
>
> ALBERT EINSTEIN

Der Nebelschleier aus Vorstellungen, Überzeugungen, Glaubenssätzen, Instinktprogrammierungen, Konditionierungen und stürmischen wie quälenden Gedanken wird in den indischen Philosophien Maya (Schleier) genannt. Im Hinduismus gilt Maya auch als die Versucherin und Verblenderin, die den Geist der Menschen mit ihren Illusionen verlockt, betört und bezaubert. Insbesondere im Advaita-Vedanta stellt Maya die Illusion des begrenzten, verblendeten Ichs dar, das die Realität als nur physisch und mental versteht und das wahre Selbst (Atman) nicht erkennt. Um wirkliche Freiheit (von jeglichen Anhaftungen) zu erreichen, muss Maya überwunden werden. Solange wir meinen, die Welt mit unserem Denken zu erkennen, erkennen wir das Absolute (alles, was ist) nicht. Maya wird als Kraft des menschlichen Geistes gesehen, die Täuschungen hervorruft und mit Unwissen verbunden ist. Maya ist letztlich so unwirklich wie eine Fata Morgana in der Wüste.

Leid und Krankheit aus fernöstlicher Sicht

Das Konzept der fließenden Energie, der Tanz der fünf Elemente und das Wechselspiel der drei Lebensessenzen Wind, Galle und Schleim liefern das „Missing Link" zwischen geistig-emotionalen Entgleisungen und deren körperlichen Auswirkungen in Form von Symptomen, die, unverstanden, zu Krankheiten führen. Die energetische Störung ist gewissermaßen das Scharnier zwischen Geist und Körper, zwischen Denken und körperlichem Ausdruck.

Geistesgifte

Drei durch falsches Denken ausgelöste „Geistesgifte“ bestimmen in der tibetischen Sichtweise maßgeblich das geistige, emotionale und körperliche Wohlbefinden:

Geistesgifte	**Energetische Störung**
Gier (Begierde oder Anhaftung) tibetisch: *dö-chag*	Wind tibetisch: *rLung*
Hass (Zorn, Aggression oder Neid) tibetisch: *she-tang*	Galle tibetisch: *mKhrispa*
Unwissenheit, Verblendung, Trägheit, missverständliche Annahme, es existiere ein Ich tibetisch: *ti-mug*	Schleim tibetisch: *badkan*

Der Verstand pendelt ständig ruhelos zwischen Angst und Gier, zwischen Überaktivität und Trägheit, zwischen Einsicht, gutem Willen und Resignation.

> Zwei Dinge sind unendlich:
> das Universum und die menschliche Dummheit.
> Aber beim Universum bin ich mir noch nicht ganz sicher.
> ALBERT EINSTEIN

So bestimmt ein endloses Störfeuer von Gedanken und Vorstellungen das Sein. Zwischen Überaktivität (Wind, *Rajas* in der ayurvedischen und indischen Philosophie) und Schlaffheit (Schleim, *Tamas* in der ayurvedischen und indischen Philosophie) im ständigen Außen kommt die Bewusstheit für „das, was wirklich ist“, zu kurz. Die schleichende Vergiftung falscher Selbstbilder entfremdet uns zunehmend von uns selbst. Wir leben schnell und unmerklich in falschen Identitäten: Ich bin zu klein, arbeitslos, schuldig, traurig, wütend, unglücklich … Leid ist die natürliche Folge. Das deutlichste Beispiel für falsches Denken ist die Begierde. Die rastlose Sehnsucht nach

Aufmerksamkeit, Liebe, Geld, Macht oder Ansehen treibt uns Menschen schnell in die sogenannte „Windkrankheit“. Diese Sucht – die Habsucht – ist die am häufigsten auftretende Krankheit bzw. Krankheitsursache.

Grundemotionen

Verschiedene, in den Energiebahnen zirkulierende Grundemotionen steuern die energetische Balance:

- Trauer und Kummer
- Sorgen und Grübeln
- Wut (auch Hass, Neid und Eifersucht)
- Mangel an Freude und Leidenschaft
- die unterschiedlichen Facetten der Angst

Diese Grundemotionen können das innere Gleichgewicht stören und über die Pulsdiagnose diagnostizierbare Stauungen (Blockaden) im Energiefluss bewirken.

Unwissenheit

Die dritte Krankheitsursache ist die Unwissenheit – Unbewusstheit, träge Ignoranz, nicht hinschauen, nichts ändern wollen, eigentlich wissen, was zu tun wäre, es aber dennoch nicht tun …

Nur wer den Willen zu mehr Wissen und Verstehen realisiert und die Stärke aufbringt, auch danach zu handeln, kann die ihm innewohnende Selbstheilungskraft aktivieren. Buddhistisch ausgedrückt: Die illusorische Abspaltung des Individuums von seiner Umwelt soll überwunden werden.

Will man eine Krankheit an der Wurzel behandeln, kann der Arzt nur als Helfer fungieren, indem er zum Lehrer wird, der hilft, Ungleichgewichte frühzeitig zu erkennen und zu regulieren. Im Reich der Mitte wurde der Arzt für die Begleitung und lebensordnende Betreuung des (gesunden!) Patienten bezahlt. Erkrankte der Patient dennoch, setzte er die Bezahlung aus. Es war außerdem Aufgabe des Arztes, dem Patienten Wissen über die Gesetze einer gesunden Mitte und über die Tugenden zu vermitteln. Dazu gehörte auch, ihm nahezubringen, dass Wohlwollen, Liebe und ein frohes Herz die besten Arzneien sind.

Aus der Mitte heraus – Wurzeln der Krankheit

Äußere Faktoren:

- Ernährung
- Gifte (auch Nikotin, Medikamente, Elektrosmog)
- klimatische Faktoren und die vier Jahreszeiten
- biologische Faktoren
- Besessenheit durch dunkle Geister und Dämonen
- kosmische Einflüsse

Innere Faktoren:

- falsches Denken
- die Emotionen Wut, Freude, Sorgen, Trauer, Angst, Kummer und Schreck
- Nichtbeachtung körperlicher, psychischer und spiritueller Grundbedürfnisse (zum Beispiel Schlaf, Bewegung, Naturkontakt)
- falsche Handlungen
- die Lebenszyklen und das Alter
- Konstitution und angeborene Substanz
- karmabedingte Krankheiten
- Krankheiten durch Störungen im Familiensystem

Wie die Phänomene der bedingten Existenz sind Krankheiten das Produkt von Ursachen und Bedingungen. Unwissenheit und Unbewusstheit spielen dabei eine wichtige Rolle. Nach dem Gesetz von Ursache und Wirkung entsteht Krankheit nicht zufällig aus sich selbst heraus, sondern ist auf eine oder mehrere Ursachen zurückzuführen. Diese gilt es zu erkennen und auszuschalten. Dann wird Heilung überflüssig, denn dies ist bereits die Heilung.

Die tibetische Medizin geht so weit zu sagen, dass Krankheiten, deren Ursachen in sichtbar falschem Verhalten liegen, eigentlich gar nicht behandelbar sind und daher auch nicht behandelt werden dürfen. Fehler kann man erst vermeiden, wenn man ihre Auswirkungen durchlebt hat. Im dünnen Hemd in die Kälte zu gehen führt zu Schnupfen – durch die Erkältung kommt man zu der Erkenntnis, dass man sich beim nächsten Mal wärmer anziehen muss.

Die Gründe, weshalb ein Mensch seiner inneren Stimme nicht folgt, obwohl er genau weiß, dass dies zu seinem Wohl wäre, wurzeln in den meisten Fällen darin, dass eine Vielzahl von inneren Täuschungen, Überzeugungen, Gewohnheiten und Ängsten das System blockieren. Die meisten dieser Blockaden haben sich durch das Eindringen der beschriebenen Krankheitsfaktoren in Form von Wind-, Galle- oder Schleimkrankheiten manifestiert. Wie ein Sturm können äußere oder innere treibende Kräfte das sonst stabile Gleichgewicht erschüttern. Hitze kann die Galle zum Kochen bringen, Schreck kann in die Glieder fahren, Angst auf die Nieren gehen, das Herz in die Hose rutschen, Sorgen können wie ein Stein im Magen liegen. Ebenso können die klimatischen Grundfaktoren der Jahreszeiten sowie die Stimulationen aus Ernährung und Verhalten Störungen im Energiegleichgewicht der Mitte auslösen, wenn sie entweder übermäßig, nicht ausreichend oder unpassend sind. Wie für die Lebenszyklen gilt dies auch für die Jahreszeiten und den Tageslauf.

Die Ursachen des Krankheitsgeschehens im Einzelnen

Äußere Faktoren

Ernährung

Die zweitwichtigste Krankheitsursache ist der falsche bzw. unmäßige Umgang mit Nahrungsmitteln. Wählen wir frische und natürliche Nahrung, essen diese angepasst an die Tageszeiten, langsam, bewusst, gut kauend und in Maßen, kräftigen wir unseren Körper und stärken das Qi. Die Ernährungslehre nach den fünf Elementen bietet eine individuelle Unterstützung des Körpers. Besondere Aufmerksamkeit wird dabei auf die fünf Geschmacksrichtungen gelegt, die direkten Einfluss auf das energetische Geschehen im Körper nehmen. Jede der Geschmacksqualitäten ist nicht nur in der Lage, Psyche und Emotionen direkt zu beeinflussen, sondern kann helfen, bestehende Dysbalancen in den Elementen auszugleichen. Auch die Farben der Nahrungsmittel spielen in der Fünf-Elemente-Ernährung eine große Rolle. Wichtige Beachtung findet außerdem die thermische Wirkung der Zutaten und der zubereiteten Speisen. So können je nach Elementtyp Kälte- oder Hitze- oder Feuchtigkeitszustände ausgeglichen und harmonisiert werden.

Element:	Holz	Feuer	Erde	Metall	Wasser
Geschmack:	sauer	bitter	süß	scharf	salzig
Farbe:	grün	rot	gelb	weiß	blau

Gifte

Während im alten Tibet unter Giften lediglich der unmäßige Umgang mit fetter Nahrung (zum Beispiel ranziger Butter), Alkohol und anderen Genussmitteln gemeint war, kommen heute eine Vielzahl von belastenden Umweltfaktoren hinzu. Diese können, abhängig von Menge und Dauer der Belastung, zu erheblichen gesundheitlichen Störungen führen. Von besonderer Bedeutung sind: Nikotin, Alkohol, Luft- und Wasserverschmutzung, Chemikalien in der Nahrung (beispielsweise Farb-, Geruchs-, Konservierungsstoffe, Antibiotika, Tenside, Hormone) und im Trinkwasser (Nitrate, Fluoride), Lärm, Elektrosmog, unnatürliche Wohn- und Arbeitsplatzverhältnisse. Sie alle können als äußere Krankheitsfaktoren das Gleichgewicht der Energieprinzipien stören. Während Lärm und elektrische Felder eher Windkrankheiten verstärken, führen die meisten anderen Gifte vor allem zu Hitzekrankheiten (Nikotin, Alkohol) oder Schleimerkrankungen (Zucker, Fett).

Klimatische Faktoren und die Jahreszeiten

Im Wechsel der Jahreszeiten ist der Mensch zusätzlichen Herausforderungen unterworfen. Sein Verhalten sollte, um ein energetisches Gleichgewicht herzustellen, an die vorherrschende Energie und das Klima der entsprechenden Jahreszeiten angepasst sein. Hier sind es vor allem fünf klimatische Faktoren, die das körperliche Gleichgewicht empfindlich und dauerhaft schädigen können.

Wind, Hitze, Feuchtigkeit, Trockenheit und Kälte

Entsprechend den Elementen und Jahreszeiten ist der Wind dem Frühling (Holzphase), die Hitze dem Sommer (Feuerphase), die Feuchtigkeit dem Spätsommer (Erdphase), die Trockenheit dem Herbst (Metallphase) und die Kälte dem Winter (Wasserphase) zugeordnet. Wir müssen in den jeweiligen

Jahreszeiten unsere vorherrschende Elementeenergie, also unsere Stärken, kongruent zu unseren Bedürfnissen ausleben. Andererseits ist jedoch die Anfälligkeit unserer Energiedynamik zu dieser Zeit besonders hoch. Wir sind dann aber auch zu besonderen Höchstleistungen fähig, da uns die Grundenergie der Jahreszeit unterstützt.

Wind (Holz)

Der Wind ist dem Element Holz und damit dem Funktionskreislauf Leber/Gallenblase zugeordnet. Er bewirkt eine Überspannung, Verkrampfung oder Spastik, die vorwiegend die Funktionen des Bewegungsapparates trifft. Der Wind kann sich mit anderen klimatischen Exzessen verbinden und dann komplexe Symptome unterschiedlicher Art wie zum Beispiel Hitzewind oder Kältewind auslösen. Er durchbricht am leichtesten den Abwehrschild des Körpers. Besonders im Frühling reagiert der Körper sehr empfindlich auf Wind. Eintrittspunkte sind Hals und Schultern, aber auch die Schleimhäute von Nase und Augen.

Hitze (Feuer)

Von einer Hitze- oder Wärmekrankheit spricht man, wenn eine ungebremste Dynamik mit überhöhter Körpertemperatur und übermäßiger Körperleistung das System überrollt. Unruhe, gerötetes Gesicht, brennende Augen, trockene Lippen, rote Nagelfelder, gelber Zungenbelag, trockener Zungenkörper, eventuell gelblicher, zäher Auswurf, Schweiß, Fieber, Benommenheit und Atemnot können auftreten. Bei einem Hitzschlag führt die Benommenheit womöglich in eine Ohnmacht. Der Patient ist eher laut, geschwätzig, erregt und fällt durch Körpergeruch auf.

Ein Übermaß an Hitze, wie es besonders im Sommer auftreten kann, beeinflusst den Funktionskreislauf Herz/Dünndarm und Perikard/Dreifacher Erwärmer. Herzrasen, lautes Herzklopfen, hoher Blutdruck, Schlafstörungen, Wahnvorstellungen, Reizbarkeit und unklares Denken können die Folge sein.

Feuchtigkeit (Erde)

Das Element Erde stellt zwischen dem klimatischen Faktor Feuchtigkeit bzw. Schleim und dem Funktionskreislauf Magen/Milz eine direkte funktionale Beziehung her. Alle Ausgleichs- und Umwandlungsprozesse im Körper werden durch Feuchtigkeit überlastet oder gehemmt. Solche Störungen treten besonders bei feuchten Klimata oder feuchter Umgebung und bei übermäßigem Genuss von feuchtigkeits- oder schleimbildender Nahrung (zum Beispiel Süßes) auf. Auch Stress und übermäßiges Denken und Grübeln können zu einer Störung des Funktionskreislaufs Milz/Magen mit Feuchtigkeitsanhäufungen führen. Feuchtigkeit ist vor allem im Spätsommer am stärksten, wenn die Luftfeuchtigkeit zunimmt und die Luft sich schwer und feucht anfühlt.

Trockenheit (Metall)

Trockenheit ist dem Element Metall und damit dem Herbst bzw. der Zeit vor Sonnenuntergang zugeordnet. Es besteht eine Verbindung zum Funktionskreislauf Lunge/Dickdarm. Heiße Witterung und kalte trockene Winde können den Körper austrocknen und Speichelbildung, Urinfluss und Verdauung einschränken. Eine Reizbarkeit der Augen oder auch ein Reizhusten können auftreten.

Kälte (Wasser)

Kälte ist durch das Element Wasser qualifiziert und bezeichnet den größten Grad an Hemmung von Aktion, Bewegung und Dynamik. Sie hat eine Affinität zum Winter und zum Funktionskreis Niere/Blase. Dringt Kälte durch den Abwehrschild in die Oberfläche des Körpers ein, sind meist Nacken-, Kopf- und Rückenschmerzen die ersten Symptome. Später kann es zu Gliederschmerzen im ganzen Körper kommen. Dringt Kälte in die Tiefe ein, können besonders Blase, Nieren, Knochen und Gelenke betroffen sein. Oft kann es auch zu Krämpfen nicht nur in den Gliedmaßen, sondern auch im Bauch kommen.

Biologische Faktoren

In der alten traditionellen Medizin wusste man nichts von den nur mikroskopisch sichtbaren Krankheitserregern. Das hinzugekommene Wissen um die Existenz von Bakterien, Viren, Pilzen und Parasiten wurde zwar in die moderne fernöstliche Medizin integriert, bleibt jedoch ohne große Bedeutung, weil die Tatsache, dass Krankheitserreger den Abwehrschild durchbrochen haben, Ausdruck eines geschwächten Energiesystems ist. Darüber hinaus werden in der tibetischen Medizin die Erreger den Windkrankheiten, bei Fieber auch den Gallekrankheiten zugeordnet.

Besessenheit von Geistern und Dämonen

Der Glaube an die Besessenheit von dunklen Mächten ist in der tibetischen Mythologie weit verbreitet. Schwere psychische Störungen wie Neurosen oder Psychosen, aber auch Lepra, Epilepsie, schlimme Hautkrankheiten und vor allem Geisteskrankheiten fallen in diesen Bereich. Hier findet die Kunst des Arztes ihre Grenzen. Zwar kann er die sichtbaren energetischen Störungen behandeln, doch tiefgreifend kann dem befallenen Geist nur ein Lama mit Atem- und Meditationsübungen sowie verschiedenen Ritualen helfen, mit der Krankheit besser umzugehen.

Hier im Westen können wir lediglich einen Ansatz verfolgen, bei dem wir die naturreligiöse durch eine psychologische Sprechweise zu ersetzen versuchen. Dann wird aus einer Besessenheit vom „Dämon der Wut" ein mental-emotionaler Widerstand gegen Lebensumstände, die es in Liebe und Respekt anzunehmen gilt. So „besetzt" uns eine Sucht oder ein Lebensthema und stellt uns damit vor Aufgaben, die gelöst sein wollen.

Kosmische Einflüsse

Die Lehre vom Mikrokosmos und Makrokosmos, von der Spiegelung des Oben im Unten, ist genauso alt wie das Wissen um die Zusammenhänge zwischen den menschlichen Lebensumständen und den kosmischen Geschehnissen. Mit dem Einfluss der Gestirne auf die Vorgänge in der Natur und das individuelle menschliche Leben befasst sich die tibetische Astrologie besonders intensiv. Kenntnisse über den richtigen Zeitpunkt der Ernte von Kräutern und Heilpflanzen zur Herstellung von Arzneimitteln sind Basiswissen für jeden Medizinstudenten. Jede Heilpflanze hat einen Zeitpunkt maximaler Heilpotenz. Dieser ist genauso wie die Potenz, das heißt die Anlagen eines Menschen, astrologisch errechenbar.

Desgleichen gibt es kosmische Einflüsse, die das Leben einmal schwerer und einmal leichter erscheinen lassen. Bei bestimmten Konstellationen können sich zum Beispiel Herausforderungen und damit Stressbelastungen häufen, sodass besondere Anstrengungen im Sinne einer gesunden

Lebensführung unternommen werden sollten, will man das energetische Gleichgewicht wahren.

Innere Faktoren

Wie unsichtbare Fäden beeinflussen psychoemotionale Faktoren unser Leben. Da ist die familiäre Konstellation, die angeborene und erworbene Konstitution, es gibt soziale Bindungen innerhalb eines psychosozialen Umfeldes und neben vielen weiteren Faktoren gibt es die spirituellen Bedürfnisse eines Menschen, innere Kräfte, die nach Weiterentwicklung und Entfaltung latent vorhandener Potenziale streben. Alle diese Faktoren formen zu jedem Zeitpunkt unser Leben. Von Moment zu Moment wandelt sich das Bild, ist die Situation eine andere. Die unterschiedlichen Herausforderungen des Lebens konfrontieren uns mit teils schwierigen Umständen, die wir aushalten und abwehren müssen. Je nach Intensität können sie den Abwehrschild jedoch durchbrechen und zu inneren Blockaden führen. Besondere Wirkung haben dabei unsere Gedanken, die letztlich unsere Emotionen hervorrufen.

Falsches Denken

Falsches Denken und daraus folgend ein getrübtes Bewusstsein mit vielerlei emotionalen Auswüchsen ist als Ursprung der überwiegenden Mehrzahl aller Krankheiten anzusehen. Es ist letztlich die geistige Grundhaltung bzw. das Bewusstsein, das den Zustand der Mitte des Menschen bestimmt. Das Bewusstsein bestimmt das Sein. Gedanken schaffen und verändern, sind reine Schöpferkraft. Die Vorstellung erschafft eine Realität, wobei die Intensität der Intention, des inneren Wünschens und Sehnens die treibende Kraft darstellt. Das ausgesprochene Wort ist dabei die Tat der Gedanken, die das Denken zementiert. Nach den geistigen Gesetzen von Anziehung, Ausgleich, Polarität und Rhythmus sowie dem Gesetz von Ursache und Wirkung (Karma) erschaffen wir mit unseren Gedanken eine Kette von Reaktionen, die unser Dasein bestimmen. Da der Gedanke der Emotion vorausgeht, ist der Geist die Instanz, die die „Tsunamis“ auslöst, die uns dann ergreifen und aus der Mitte reißen.

Begierde

Leben heißt leiden, solange man Bedürfnissen nachhängt und sie als unbefriedigt empfindet. Jede Form der Begierde (neben Hass und Verblendung eines der drei buddhistischen Geistesgifte), also der emotionalen Anhaftung an eine Sache oder ein Thema, ist letztlich Ausdruck eines inneren Widerstandes gegen das Naturgesetz der Wandlung und Vergänglichkeit und erzeugt damit Leid. Besonders die Gier nach Macht und Besitz basiert auf der Illusion, durch ihre Erfüllung ein höheres Maß an Zufriedenheit zu erlangen. Die Realität lehrt jedoch, dass so, wie ein Wunsch dem anderen folgt, ein neues Ziel entsteht, sobald man ein anderes Ziel erreicht hat. Wir hegen den Irrglauben, dass Besitz ein Mittel wäre, das Verlangen einzudämmen. Dabei ist das Gegenteil der Fall. Je mehr Besitz wir anhäufen, desto mehr werden wir Sklaven unserer Sucht, und gleichzeitig wächst die Angst, den Besitz wieder zu verlieren. Aus der Energie von Anhaftung und Begierde entstehen beispielsweise Windkrankheiten.

> Wie kann das Kaufen und Besitzen von Bedeutung sein, wenn das einzig Wichtige für den Menschen das Werden und Endlichsein ist und das Sterben im vollen Bewusstsein seines Seins?
>
> Antoine de Saint-Exupéry

Hass

Nichts zerstört die Seele und das emotionale Empfinden eines Menschen mehr als Hass und führt schneller und direkter in Leid und Krankheit. Unbefriedigte Erwartungshaltungen, zu hohe Bedürfnisse und Widerstand gegen den Lauf der Dinge sind Ausdruck eines Egos, das die Dinge nicht so nehmen kann, wie sie sind. Diese Wut endet häufig in zerstörerischer Aggression, die auf andere projiziert und letztlich doch auf das eigene Selbst gerichtet ist. Man empfindet Wut auf sich selbst, kann sich Fehler nicht verzeihen, hat Schuldgefühle – Emotionen, die unweigerlich zu inneren Blockaden und emotionalen Verletzungen führen und die Lebensenergie aufzehren. Hass, andauernde Wutgefühle, Widerstand, Aggression sowie Neid und Eifersucht verursachen Gallekrankheiten.

Verblendung und Unwissenheit

Verblendung bedeutet, dass man Wahrheit und Täuschung nicht klar unterscheiden kann. Der Blick für das Netzwerk der Umstände, in die wir eingesponnen sind, ist getrübt. Wir weigern uns, die Dinge so zu sehen, wie sie sind, und lassen uns dabei vom Verstand (und seinen Blockaden) mehr leiten als von unserem Herzen oder unserer Intuition. Der Verstand ist jedoch darauf gepolt, alles, was geschieht, mit vergangenen Ereignissen, Ängsten und Verletzungen abzugleichen. Eine unbewusste Überlebensstrategie degradiert die meisten Handlungen dann zu Angst- und Schmerzvermeidungsverhalten. So entwickelt sich eine trügerische Vorstellungswelt, die zu selbstsüchtigem Verhalten und damit zu Stagnation in der persönlichen Charakterentwicklung führt. Man erstarrt in der eigenen Unbeweglichkeit und entfernt sich mehr und mehr von seinem Potenzial und seinem Lebensauftrag. Verblendung und Gleichgültigkeit, Unwissenheit und Ignoranz – unwissend bleiben, weil man unangenehme Tatsachen nicht wahrhaben will – führen zu Schleimkrankheiten.

Das Spiel der Emotionen

Ein dichtes Gewebe von Emotionsbahnen durchzieht unseren Körper. Das dynamische Wechselspiel der schon erwähnten grundlegenden Emotionen steuert in weit stärkerem Maße als bisher angenommen nicht nur unser mentales Wohlbefinden, sondern auch unsere körperliche Verfassung – Wut, Freude, Sorge, Trauer, Angst, Kummer und Schreck. Die Wirkung jeder einzelnen Emotion kann durchaus mit der eines starken Medikaments beschrieben werden. In der tibetischen ebenso wie in der chinesischen Medizin gilt es als gesichert, dass vorherrschende Emotionen in der Lage sind, bestimmte Organe zu beeinträchtigen. Herrscht eine negative Grundstimmung über einen längeren Zeitraum vor und wird diese nicht durch andere Faktoren ausgeglichen, kann ein ganzes Organsystem daran erkranken. So schädigt gestaute Wut die Leber und die Gallenblase, Trauer die Loslassorgane Lunge, Haut und Dickdarm, Angst die Knochen und die Nieren, Sorgen schlagen auf den Magen und Übererregung und sich überschlagende Leidenschaft können das Herz aus seinem Rhythmus bringen. Mangelnde Freude und Liebe können ein Herz zum Erkalten bringen, sodass es sogar „brechen“ kann (Herzinfarkt). Neben der Gier schränkt uns die Angst am meisten in unseren Möglichkeiten ein und hindert uns daran, das aus uns hervorzubringen, was sich gemäß unseren Anlagen und unserer Bestimmung entfalten will.

> Mäßige Furcht ist gut, übertriebene schlecht.
> I GING

Gefühle können über ihren Einfluss auf die unterschiedlichen Energiekreisläufe Störungen im Energiefluss und in der Folge Erkrankungen auslösen. Umgekehrt kann ein körperliches Problem zu bestimmten emotionalen Reaktionen führen. Das eine ist mit dem anderen so engmaschig verflochten, dass nach dem Prinzip von Ursache und Wirkung und daraus folgender Gegenwirkung eine ganze Kette von Reaktionen nachfolgt. So kann zum Beispiel ein Blutverlust über die Schwächung bestimmter Bereiche der strukturellen Leberenergie zu Gereiztheit, Ärger und Wut führen, da die Leberenergie nicht mehr ausreichend gebändigt wird (Menschen mit chronischer Anämie sind meist sehr gereizte Menschen).

Alle klimatischen Einflüsse schwächen oder stärken das zugeordnete Organsystem, was gleichfalls zu emotionalen Äußerungen führen kann. Feuchtigkeit kann schlapp und lethargisch machen und Sorgen und Grübeln auslösen. Wind und Kälte können nicht nur die Schleimhäute reizen, sondern auch eine gereizte Stimmungslage bewirken.

Emotionen brauchen Energie. Innerhalb der nichtstofflichen Energieverbraucher sind sie die größten „Energiefresser", wobei egal ist, ob es positive oder negative Emotionen sind. Oft haben wir „Gewohnheitsemotionen", die wir entweder gar nicht mehr wahrnehmen oder stillschweigend akzeptiert haben. Wir üben zum Beispiel den falschen Beruf in einer falschen Umgebung aus, haben den falschen Lebenspartner oder leben am falschen Wohnort. Alle nicht stimmigen Lebensumstände erzeugen ungute Gefühle, die schnell in Bewegung geraten können. Diese Emotionen verbrauchen Energie, die uns für andere Dinge dann fehlt. Sie machen uns müde und wir fühlen uns ausgebrannt.

Mit zu wenig Lebensenergie oder einer gestörten Mitte funktioniert auch das klare Denken nicht mehr richtig. So haben viele Menschen Probleme,

Entscheidungen zu treffen, bleiben ein Leben lang in einem „Sumpf der Nichtentscheidung“ feststecken, weil sie müde, resigniert und von sich und dem Leben enttäuscht sind. Andere fragen sich schon lange nicht mehr: Wann erreiche ich meine Ziele endlich? Sie grummeln lediglich vor sich hin: Wo sind meine Ziele geblieben – meine Ideale, alle Pläne, die ich einmal hatte? Die Antwort ist kurz und mag ernüchternd klingen: Sie sind dem akuten Lebensenergiemangel zum Opfer gefallen und haben es nicht geschafft, sich eine stabile Mitte zu erhalten.

Nichtbeachtung körperlicher, psychischer und spiritueller Grundbedürfnisse

Eine wesentliche Ursache von Krankheiten ist die unzureichende Reflexion über existenzielle persönliche Grundbedürfnisse. Diese sind je nach Elementezugehörigkeit und vorherrschender Typusenergie individuell unterschiedlich. Oft sind es Wörter und Gefühle, die nicht adäquat zum Ausdruck gebracht werden können. So kommt es zu Stauungen, die über die Pulswelle messbar sind. Wichtige bewusste und unbewusste Grundbedürfnisse sind beispielsweise:

- ausreichend frische Luft zum Atmen und Kontakt zur Natur
- regelmäßiger Schlaf, ausreichende Ruhephasen, Zeit für Meditation
- ausgewogen essen und trinken
- genügend körperliche Bewegung
- befriedigende, dem Alter adäquate Sexualität
- reale Lebenssicherung (keine elementaren Bedrohungen)
- Sicherheit, Struktur und Stabilität in den Lebensbedingungen
- Respekt und Anerkennung in Familie und sozialem Umfeld
- Selbstwert und Selbstachtung
- Zugehörigkeit, Beziehung, Fürsorge, Unterstützung
- Mitgefühl, Interesse, Aufmerksamkeit
- lieben und geliebt werden
- Berührung und Kontakt
- Aufgabe, Sinn und Leistung
- Raum und Freiheit zur individuellen Entwicklung
- Leben im Hier und Jetzt

- Identifikation mit etwas Höherem
- Leichtigkeit, Freude, Faszination
- authentisch „in seinem Element“ sein – Übereinstimmung mit dem Selbst
- eigene Potenziale entdecken und leben

Falsche Handlungen

Als falsche Handlungen (die auf falschem Denken oder Unwissenheit basieren) gelten zum Beispiel Überaktivität, ein leichtsinniger Umgang mit Gefahren, exzessives Überschreiten eigener Grenzen und Möglichkeiten bei Sport, Arbeit und in der Freizeit, Überanstrengung bei großer Hitze, zu dünn angezogen bei Kälte, ein Mangel an Mitgefühl und natürlich schlechte, untugendhafte und unrechte Handlungen (betrügen, stehlen, morden, schlecht reden, anderen bewusst Schaden zufügen usw.). Dabei ist die Auswirkung schlechter Taten umso stärker, je intensiver Schuldgefühle und schlechtes Gewissen die Zeit nach der Tat überschatten.

Auch das sogenannte Boreout-Syndrom – „ausgelangweilt“ analog zum Burnout-Syndrom (ausgebrannt) – gehört dazu. Darunter leiden Menschen, die zu Hause oder am Arbeitsplatz permanent unterfordert sind und sich langweilen. Damit das nicht auffällt, entwickeln sie Techniken, um gestresst zu erscheinen. Sie arbeiten nicht, tun nur so, als ob. Denn ein voller Terminkalender, ein überquellender Schreibtisch und eine dicke Aktentasche sind gesellschaftlich hoch angesehen. Solche Menschen haben sich in der Sinnlosigkeit des irgendwie zu bewältigenden (beruflichen oder privaten) Alltags verloren und wollen sich nun „auf ihre Weise“ in Handlung spüren. Erdrückende Langeweile, Frustration, Verlust des Selbstwertgefühls und schließlich Krankheiten können die Folgen sein.

Lebenszyklen und Alter

Der Buddhismus lehrt, dass alles im Leben dem Wandel und der Vergänglichkeit unterworfen ist. Das Altern, der langsame Verfall und der Tod des physischen Körpers sind Teil des menschlichen Seins. Da sich das Alter ganz wesentlich auf die Konstitution auswirkt, wird es als wichtiger Faktor berücksichtigt. Die Wanderung durch die einzelnen Zyklen des Lebens bedarf der Fähigkeit der Wandlung. Immer wieder heißt es: loslassen und akzeptieren, um „reibungslos“ von einer Phase in die nächste zu wechseln. Jeder Widerstand gegen den Fluss des Lebens bedeutet, sich gegen ihn zu stemmen. Das verbraucht Energie und erhöht das Krankheitspotenzial. Gleichzeitig ist man in jeder Lebensphase verstärkt besonderen inneren und äußeren Faktoren ausgesetzt, auf die man besonders empfindlich reagiert (wie Stress und Wind im Lebensfrühling, Leidenschaft und Hitze im Lebenssommer, Kälte und Schleim/Trägheit im Lebenswinter). Berücksichtigung findet hier natürlich auch der altersgemäße Verfall bzw. der Verschleiß des Körpers, der bei unnatürlicher Lebensführung (zum Beispiel zu wenig Sport, falsche Ernährung) schon früh einsetzen kann.

Konstitution und angeborenes Struktivpotenzial

Die Konstitution spiegelt das Verhältnis wider, in dem die drei Körperenergien Wind, Galle und Schleim zueinander stehen. Es ist Ausdruck der vorherrschenden Faktoren während der Zeugung. Bereits hier wird der Konstitutionstypus festgelegt. Die angeborene Konstitution beinhaltet das sogenannte Struktivpotenzial. Dabei handelt es sich um das energetische Potenzial, das ein Mensch in ganz individueller Menge mit auf die Welt bringt.

Karmabedingte Krankheiten

Aus tibetischer Sicht gibt es Krankheiten, denen keine sichtbare Ursache zugeordnet werden kann. Die tibetische Heilkunde geht davon aus, dass es sich dabei um karmische Krankheiten handelt, die aus Handlungen in früheren Leben entwachsen sind. Dazu zählen zum Beispiel Krebs und Multiple Sklerose sowie angeborene Krankheiten und Missbildungen. Werden derartige Krankheiten diagnostiziert, dann zieht der Arzt einen Lama, einen Schamanen, hinzu, der dem Patienten als spiritueller Lehrer helfen soll, sein Karma zu bewältigen. Rituale und eine Vielzahl reinigender Übungen können einen heilenden Einfluss haben. Der Heilerfolg ist dabei von der religiösen Weltanschauung des Patienten unabhängig. Diese Form der Therapie ist besonders effektiv bei Patienten, die unter den erwähnten Geistesgiften leiden. Die spirituelle Schulung soll sie in die Lage versetzen, zu einem neuen Lebenskonzept zu finden, das sie vom Leiden und von der Anhaftung befreit. Das tägliche Streben nach Erkenntnis und Befreiung von der Unwissenheit trägt zur positiven Entwicklung des Karmas bei. Auf Erkenntnis beruhende Handlungen erleichtern es, den Einfluss negativer karmischer Eigenschaften abzuschwächen.

Krankheiten durch Störungen im Familiensystem

Zwischen den Mitgliedern einer Familie ist ein feines Netz unsichtbarer Energiefäden gesponnen, das aus der Essenz unserer Ahnen gespeist wird. Schwingt es in einem stabilen Gleichgewicht, profitieren alle Familienmitglieder von dieser unerschöpflichen Energiequelle. Ist das Gleichgewicht jedoch gestört, führt es zu Energiemangel und fördert dadurch das Entstehen von Krankheiten. Störungen innerhalb dieser „Familienseele" kommen zustande, wenn Streit, Hass, Neid, Eifersucht, Intoleranz, Verblendung und Unverständnis vorherrschen. Gelingt es nicht, eine offene Kommunikation und einen Klärungsprozess aufrechtzuerhalten, gerät die feine Familienseele aus dem Gleichgewicht. Wie ein schwarzes Loch entreißt das „Ungeklärte" allen Beteiligten unterschwellig Energie.

> Brich nicht den Stab über einen Menschen, bevor du nicht eine Zeit lang in seinen Mokassins gelaufen bist.
>
> INDIANISCHES SPRICHWORT

„Urteile nicht, sonst wirst du verurteilt!" Wer über andere Familienmitglieder urteilt, missachtet deren Schicksal und Lebensumstände und bringt damit seine Geringschätzung zum Ausdruck. Auf diese Weise gerät er in Gefahr, an einem Lebensthema anzuhaften, das plötzlich zum eigenen Thema wird. Die Wirkung dieses Gesetzes von Ursache und Wirkung ist innerhalb der eigenen Familienbande sehr groß. Die Missachtung gegenüber den Ahnen, besonders aber gegenüber Vater und Mutter, kann ein Karma schaffen, das womöglich erst durch das Durchleben ähnlicher Umstände wieder aufgelöst wird. Diese Umstände oder „Schicksalsschläge" zieht man wie ein Magnet an, um daran Demut, Dankbarkeit und Respekt zu erlernen.

Wenn wir uns in Würde vor dem Schicksal unserer Ahnen verneigen, ihnen verzeihen können, dass sie es unter der Last ihrer Lebensumstände nicht geschafft haben, uns die Liebe zu geben, die wir uns ersehnt haben, dann ist das ein riesiger, befreiender Schritt. Das Schicksal anzunehmen, einverstanden zu sein und nicht zu urteilen hält Leid und Krankheit fern und stärkt die Lebenskraft.

Auf den Punkt gebracht

Die unterschiedlichen Faktoren, die die Mitte stören, treffen auf Menschen, die in jeweils ganz individuelle Lebenssituationen eingeflochten sind. Dort haben sie sich ein Umfeld kreiert, zu dem sie in Resonanz stehen. Dieses Umfeld ist ebenso wie der körperliche Energiezustand ein Spiegelbild der im Bewusstsein inzwischen verankerten Gewohnheiten und Überzeugungen.

Wenn sich Krankheiten in der oben beschriebenen Form zeigen, sind sie Ausdruck einer Störung innerhalb dieses Gewebes. Die Pulsdiagnose liefert Hinweise auf den Ort und das Ausmaß der Störung. Die Therapie und der Weg können bei unterschiedlichen Menschen niemals identisch sein, sondern müssen individuell der Grundkonstitution und der energetischen Entgleisung angepasst werden, um eine stabile Mitte zu gewährleisten.

Praktischer Tipp

Beginnen Sie Ihren Tag regelmäßig mit einem warmen Frühstück, das die Mitte und das Erdelement stärkt. Kochen Sie sich zum Beispiel einen Hirsebrei, dünsten Sie dazu Obst der Saison in Apfel- oder Traubensaft mit Gewürzen wie Zimt, Kardamom, Nelken und Muskat. Verwenden Sie nach Möglichkeit Pflanzenmilch oder Wasser, um den Körper nicht zu verschleimen.

6
Der Tanz der Elemente

> Wirklich zu leben erfordert ein großes Maß an Liebe, ein tiefes Gefühl für Schweigen, eine große Einfachheit mit einer Fülle an Erfahrung. Es erfordert einen Geist, der fähig ist, klar zu denken, der nicht durch Vorurteile oder Aberglauben, durch Hoffnung oder Furcht gebunden ist.
> JIDDU KRISHNAMURTI

Vor über 5 000 Jahren entwickelten chinesische Ärzte mit dem Ordnungssystem der fünf Elemente einen philosophisch fundierten und außerordentlich praktischen Heilungsansatz. Dieses einzigartige Ordnungs- und Diagnosesystem sollte den Menschen helfen zu verstehen, wer sie waren, warum sie sich auf bestimmte Weise verhielten und welchen Einfluss dies wiederum auf ihre Umwelt hatte. Sie sollten erkennen, wie untrennbar Innen- und Außenwelt miteinander verbunden sind, wie sich die Welt des Inneren im Äußeren spiegelt. Mithilfe der fünf Elemente können wir lernen, Ungleichgewichtszustände in unserem System zu erkennen und zu beheben, bevor Krankheiten entstehen.

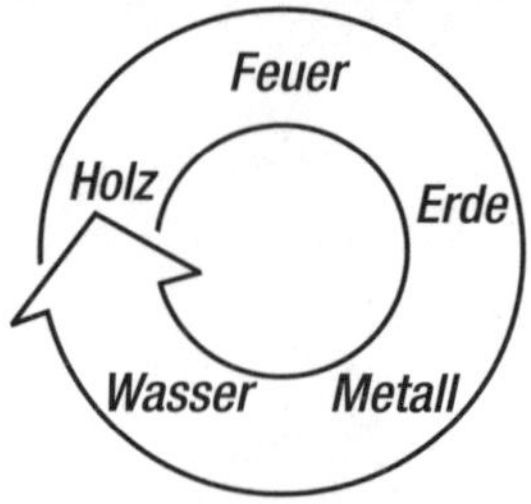

Nach der alten, bis heute gültigen Lehre steuern die fünf Elemente unsere physische, emotionale und spirituelle Existenz ebenso wie die Zyklen des Wachstums und der Veränderung in uns wie auch in der äußeren Welt. Das System überrascht immer wieder durch seine Klarheit und Präzision bei der Beschreibung aller Vorgänge des Lebens. Es erklärt Ursache und Wirkung der Naturenergien und ihrer Grundbausteine. Das Wissen um die Elemente Holz, Feuer, Erde, Metall und Wasser, ihre Qualitäten und Eigenschaften sowie ihre gegenseitigen dynamischen Wechselwirkungen ist der Schlüssel zum Verständnis aller natürlichen Ereignisse.

Die fünf Elemente interagieren in einzigartigen Mustern und Zyklen. Durch die Art, wie sie in jedem Menschen zum Ausdruck gelangen, entsteht dessen ganz individuelle Persönlichkeit mit all ihren emotionalen Reaktionen, spirituellen Sehnsüchten sowie körperlichen Stärken und Schwächen. Ist eine der Elementekräfte übermäßig stark oder schwach ausgeprägt, kommt es zu Störungen im Energiefluss, die die Emotionen, das Verhalten und schließlich auch das körperliche Befinden beeinträchtigen.

Das tiefgreifende Verständnis der Beziehungen dieser inneren Kräfte zu unserer Umwelt ermöglicht es, sie gezielt einzusetzen und dadurch unser Leben zu verändern. Wir können diese Kräfte nutzen, um das Gleichgewicht und die Harmonie unseres Körpers, unseres Geistes und unserer Seele wiederherzustellen und zu erhalten.

Die folgende, sehr freie Darstellung der fünf Elemente ist das Produkt eigener praktischer Erfahrungen während der letzten 30 Jahre. Sie führt die abendländische Sichtweise mit dem tibetischen, chinesischen und auch indischen Verständnis der fünf Elemente zusammen und zeigt, wie wir dieses Wissen ganz praktisch und für uns nutzbringend anwenden können.

Alles ist eine Manifestation von fünf Grundelementen

Betrachtet man das energetische System des Körpers, so kann man sagen, dass es fünf große Batteriesysteme gibt, die seine Funktionen aufrechterhalten. Diese Batterien können voll oder leer sein, der Energiefluss, den sie abgeben, kann kraftvoll oder schwach, vielfältig gestaut oder unregelmäßig sein. Je voller die Batterien sind und je gleichmäßiger der Energiefluss ist, desto gesünder, klarer und tatkräftiger fühlen wir uns. Stellen wir jedoch fest, dass eine oder mehrere Batterien leer sind oder auf Reserve laufen, hat das konkrete Auswirkungen auf das System. Die Auswirkungen auf die körperliche, geistige und emotionale Ebene lassen sich wie die Ursachen, die für die Störung in der jeweiligen Batterie verantwortlich sind, genau definieren.

Auf den fünf Elementen basiert die gesamte Welt, so auch der menschliche Körper und Geist. Im Menschen treten die Elemente als drei Energieprinzipien in Erscheinung: Wind, Galle und Schleim. Sie leiten sich von den fünf Elementen ab. Bringt der Wind das Wasser zum Kräuseln oder bläst er in das Feuer hinein, bringt er eine Dynamik verschiedener Wechselwirkungen unter den Elementen in Gang. Die Bewegungen innerhalb dieses Systems werden durch Nüspa, die universelle Lebensenergie, ausgelöst. Nüspa belebt alle lebendigen Wesen und herrscht damit über die Prozesse des Wachsens und Vergehens. Nüspa zu führen und zu leiten ist die Kunst aller asiatischen Heilkunden.

Der menschliche Körper folgt als Teil des Ausdrucks der Schöpfung den Gesetzmäßigkeiten der fünf Elemente. Dieses komplexe Ordnungssystem spiegelt sich in der Natur ebenso wie in unserem Organismus wider. Die geistigen, körperlichen und emotionalen Funktionen sind Ausdruck eines Mikrokosmos im großen Spiel des Makrokosmos. Alle unsere inneren Organe, die Sinnesorgane, unsere Empfindungen sind ebenso wie die Stoffwechselfunktionen dem Wechselspiel der fünf Elemente untergeordnet. Mit ihrer Hilfe können wir die Naturgesetze in ihrer Manifestation bewusst erleben.

Der Ernährungskreislauf

Jedes der fünf Elemente ist von allen anderen abhängig, so wie wir vom ständigen Fluss der Wandlung dieser Elemente abhängig sind. Der sogenannte Ernährungskreislauf beschreibt die gegenseitige Fütterung und Unterstützung, indem jedes Element das darauf folgende Element nährt:

- Wasser befeuchtet die Natur und lässt die Bäume wachsen, gibt dem Holz Kraft. Je mehr Holzenergie fließt, desto mehr Wasser wird benötigt. Übergießt man eine Pflanze jedoch mit zu viel Wasser, kann sie auch schnell vermodern.

- Holz nährt das Feuer. Ohne Brennholz kann es kein Feuer geben. Stärke und Qualität des Holzes entscheiden darüber, wie stark und wie lange das Feuer brennen kann. Legt man zu viel Holz auf einmal auf das Feuer, erlischt die Flamme.
- Das Holz wird vom Feuer zu Asche verbrannt. Die Asche nährt die Erde und gibt ihr Kraft. Bekommt die Erde nicht genügend Dünger, bleibt sie unfruchtbar. Zu viel Asche bzw. Dünger würde sie dagegen zudecken und ersticken.
- Die Erde gibt ihre Kraft an das Metallelement weiter. Eine schwache Erde bringt keine Bodenschätze hervor. Ist die Erde jedoch zu stark, kommt man an das wertvolle Metall nicht heran.
- Metalle und Felsen bilden den Grund, auf dem sich das Wasser bewegt. Sie geben ihm Richtung und nähren es mit Mineralien und Spurenelementen. Ist das Metall schwach, dann ist das Wasser ohne Lebenskraft. Zu viel Metall wiederum macht es ungenießbar. Auch können Ablagerungen entstehen, die den Fluss stören.

Der Tageskreislauf

Die gleichen Grundsätze erleben wir bei den 24 Stunden des Tages:

- Die Holzphase ist dem frühen Morgen zugeordnet, der Zeit, in der sich die Blüten öffnen.
- Die Feuerphase ist dem Mittag zugeordnet, wenn die Sonne am höchsten steht. Der Mensch läuft zur Hochform auf und nutzt die Energie des Feuers, um sein Tagwerk zum Gelingen zu bringen.
- Es folgt der Nachmittag als Erdphase.
- Der Abend entspricht der Metallphase. Die Natur zieht sich für die Nacht zurück. Das Tagwerk ist getan und man kann sich auf die Dinge konzentrieren, die einem persönlich wichtig sind.
- Es folgt die Nacht, die Wasserphase, die Zeit der Ruhe und des Auftankens. Jetzt ist es dunkel und die meisten Menschen schlafen, um Energie für den neuen Tag zu sammeln.

Der Kreislauf der Jahreszeiten

Die fünf Elemente spiegeln sich auch in den Jahreszeiten wider:

- Im Frühling, wenn die Bäume anfangen zu sprießen, ist die Holzenergie am stärksten. Entfaltet im März das Samenkorn des Krokus seine Holzenergie, verleiht sie ihm die Kraft, den gefrorenen, vielleicht noch schneebedeckten Boden punktuell zum Schmelzen zu bringen und hindurchzustoßen.
- Wenn die Sonne im Sommer die Erde aufheizt, ist die Feuerenergie am stärksten. Jetzt ist die Natur in ihrer feurigsten, leidenschaftlichsten Entfaltung. Blumenduft, Farbenpracht, tanzende Schmetterlinge und zwitschernde Vögel kennzeichnen den Höhepunkt des natürlichen Ausdrucks. Die Natur steht in voller Blüte und spielt ihre Kraft leidenschaftlich aus.
- Sie wandelt sich im Spätsommer in die Energie des Erdelements. Mutter Erde gibt nun ihre Schätze preis – Korn und alles, was ihr entspringt, kann geerntet werden.
- Im Herbst beginnt die Natur, sich langsam zurückzuziehen. Dies ist die Zeit des Metalls. Die Natur lässt los. Blätter fallen von den Bäumen und die Tier- und Pflanzenwelt bereitet sich auf den Winter vor.
- Wenn die Natur sich in den Winterschlaf zurückzieht, herrscht die Zeit der Wasserenergie. Einkehr und Rückzug, aber auch Ruhe und Sammlung stehen im Vordergrund. Im Winter schließt sich der Kreislauf der Elemente. Mutter Erde gönnt sich eine Ruhepause.

Die Lebensphasen

In den einzelnen Lebensphasen stehen uns die energetischen Kräfte des jeweiligen Lebensabschnitts in besonderer Form zur Verfügung.

Holzphase

So wie im Frühjahr unsere Kreativität und unsere Tatkraft am größten sind, weil uns eine starke, dynamische Holzenergie und später die Feuerenergie zur Seite stehen, ist die Phase der Jugend und des jungen Erwachsenenalters in erster Linie dazu geeignet, den Weg der Handlung zu beschreiten. Der Lebenshunger ist groß und will befriedigt werden. Wachsen durch Herausforderung, mutig neue Wege beschreiten – das ist jetzt angesagt. Es ist nicht die Zeit für den Weg der Kontemplation. Jetzt darf man sich die Naturgesetze zu eigen machen und Absichten, Zielvorstellungen formulieren, wie sie der jugendlichen Schöpferkraft entsprechen. Geburt, Wachstum, Entdeckergeist, grenzenloses Denken und Handeln bestimmen diesen Lebensabschnitt. In keiner Phase entwickeln wir uns so schnell und ungestüm wie in unseren ersten beiden Lebensjahrzehnten. Jungfräulich schmieden wir Pläne, folgen vorbehaltlos unseren Sehnsüchten. Täglich nehmen wir Herausforderungen an und jede Niederlage trägt gleichzeitig die Motivation für einen neuen Versuch in sich. In dieser Phase folgen wir mutig den Naturgesetzen, bevor später konditionierte Überzeugungen und überflüssige Ängste die Wachstumsbereitschaft deckeln und meist zunehmend lähmen.

Feuerphase

Die sich anschließende Feuerphase ist die Krönung des Mutes und der Sehnsucht, Neues auszuprobieren. Das wilde Feuer von Liebe und Leidenschaft lodert auf. Der Weg zum Du und damit zu tieferer Kommunikation nimmt Formen an. Gefühle werden bewusster wahrgenommen und auf verschiedenen Ebenen reflektiert. Das Bewusstsein gewinnt an Breite.

Diese Phase wird häufig als die Blüte des Lebens bezeichnet. Es ist die Zeit der großen Gefühle, in der leidenschaftliche, tiefgehende Herzensbindungen im Vordergrund stehen. In der Feuerphase werden die Pläne der Holzphase umgesetzt. Dabei spielen Freude und Begeisterung eine große Rolle. Man brennt für eine Sache und hat viel Energie, sie Realität werden zu lassen. Ein guter Überblick und ein wacher, klarer Geist sind wichtig, um die eigenen Ziele zu erreichen. Mit klarer Stimme und verständlichen Worten wird den Gedanken Ausdruck verliehen. Verbunden mit einer ruhigen Freude, die ein hohes Maß an Zufriedenheit und Glücklichsein ausdrückt, ist die Feuerphase geprägt von Harmonie in Körper, Seele und Geist.

Erdphase

Aus chinesischer Sicht folgt in der Lebensmitte der Wendepunkt vom Yang zum Yin. Die Zeit der materiellen Expansion und Eroberung ist vorbei.

Nun gilt es Schwerpunkte neu zu setzen, sich zu zentrieren und den Fokus nach innen zu richten. Mit dem Eintritt in das Erdelement beginnen wir, einen sicheren Rahmen für uns und unsere Familie zu schaffen. Jetzt wird viel vom eigenen Selbst aufgegeben, eine Zeit des Dienens beginnt. Dies ist nicht mehr die Zeit für große Ziele und unermüdliche Anstrengungen, sondern die Phase der Fürsorge, der liebevollen Zuwendung. Beobachten und Mitfühlen heißt nun die Devise. Viele Erkenntnisse können wir auf diese Weise gewinnen, ohne sie im Außen suchen zu müssen. Unsere Kinder lehren uns alles, was wir wissen müssen. Es ist der Weg der Liebe, des Mitgefühls und der Erkenntnis durch Beobachtung und Reflexion.

Wird die notwendige Neuorientierung in der Erdphase des Lebens ignoriert und verdrängt, baut sich ein Ungleichgewicht auf. Die Dinge geraten aus dem natürlichen Fluss. Die sogenannte Midlife-Crisis, eigentlich nur ein Rückzug zur Neubesinnung, wird unterdrückt und man versucht verzweifelt, den Rest des Lebens so zu tun, als wäre man ewig jung und müsse noch immer Dinge tun, die der Feuerphase entsprechen. Dadurch entstehen verstärkt Gallekrankheiten und auch der Herzinfarkt stellt eine Gefahr dar.

> Die Geburt ist nicht ein augenblickliches Ereignis, sondern ein dauernder Vorgang. Das Ziel des Lebens ist es, ganz geboren zu werden, und seine Tragödie besteht darin, dass die meisten von uns sterben, bevor sie ganz geboren sind.
>
> Erich Fromm

Metallphase

Im nun folgenden Herbst des Lebens, der Metallphase, ist es Zeit, die Ernte des Lebens einzubringen. Was im Frühjahr ausgesät wurde, im Sommer zur Blüte herangewachsen ist und im Spätsommer Frucht getragen hat, kann nun geerntet werden. Genuss, Reife, Weisheit, Sinnsuche, Wahrnehmung feiner Gefühle, Achtsamkeit, Bewusstheit und heitere Gelassenheit dürfen diesen Lebensabschnitt prägen. Man kann sich jetzt endlich auf das konzentrieren, was wirklich Bestand hat, darf sich rückbesinnen und über die gemachten Erfahrungen, über Siege und Niederlagen und die daraus gezogenen Erkenntnisse reflektieren.

Zu allen Zeiten und in allen Kulturen wurden die Menschen in dieser Lebensphase mit Würde und Hochachtung bedacht und ihr Erfahrungsreichtum wurde sehr geschätzt. Sie hatten einen Ehrenplatz in der sozialen Gemeinschaft und waren beispielsweise im Ältestenrat oft diejenigen, die letztlich die Geschicke der Gemeinschaft in ihren Händen trugen.

Dies ist die Phase von Verfeinerung und Neubesinnung. Die Kinder loszulassen und sie ziehen zu lassen schafft wieder Raum, um sich nach innen zu wenden. Dieser Raum, für den über Jahrzehnte oft die Zeit fehlte, will nun ausgefüllt werden. Ein größeres Verständnis für die tieferen Zusammenhänge reift. Die inneren Schätze wollen zutage gefördert, bislang brachliegende Talente und Potenziale erinnert und ausgelebt werden. Spätestens jetzt ist Gelegenheit, das Leben einer grundlegenden Wandlung zu unterziehen.

Wasserphase

Weisheit, Einsicht, Bescheidenheit und widerstandslose Gelassenheit kennzeichnen die Phase des Wassers. In Reflexion und Zusammenschau gewinnt man neue Haltungen und Bewertungen. Jetzt wird über das Leben philosophiert. Die genutzten Möglichkeiten, gelebte Liebe und Leidenschaften, der Respekt und die Dankbarkeit gegenüber dem, was war und ist, aber auch die Essenz dessen, was man für das große Ganze und das Miteinander getan hat, bestimmen die Qualität des Rückblicks. In diesem Lebenszyklus bereiten wir uns darauf vor, unseren Körper loszulassen, um uns wieder mit der Einheit zu verbinden, aus der wir gekommen sind. Das Leben zieht sich aus dem Körper zurück, um zu einer anderen Zeit an einem anderen Ort neu geboren zu werden und dort den Kreislauf von Neuem zu durchlaufen.

Dies ist die Phase der Kontemplation und Askese, der Weg der Weisheit und der Suche nach der Verbindung mit dem Göttlichen, der Weg des Zen. Nichts muss mehr erledigt werden. Hunger und Durst lassen nach. Die Bereitschaft für den letzten Wandel nimmt in dem Maße zu, wie man das Gefühl hat, die Dinge erledigt zu haben. Alles ist gut, wie es ist.

So hat alles im Leben seinen Zeitpunkt. Wird das Falsche zum falschen Zeitpunkt mit inadäquater Kraftanstrengung versucht, kann man schnell die Mitte verlieren. Letztlich kommt es darauf an, in der entsprechenden Lebensphase wie beim Bogenschießen die richtige Spannung zu finden, um im richtigen Moment loszulassen.

Der Kreislauf der Erschaffung und Erlösung

Eine Idee entsteht aus der Kreativität des Holzelements, der Leidenschaft und Leichtigkeit des Feuerelements und der intuitiven Klarheit des Erdelements. Hier, im Erdelement, steht der Beobachter oder, besser, der Zeuge, der sie wahrnimmt und im Bewusstsein festigt. Hier wird die Absicht formuliert. Diese Absicht, die aus der Weisheit, aus der Mitte heraus entspringt, bekommt im Metallelement ihre Struktur. Gleichzeitig hilft ein starkes Metallelement, notwendige Entscheidungen zu treffen, Altes loszulassen, eingefahrene Überzeugungen und Muster zu überwinden. Das Wasserelement unterstützt durch seine Ausdauerkraft. Es stärkt das Vertrauen in den eingeschlagenen Weg und gibt Hoffnung und Mut. Im Holzelement erfährt die Idee Tatkraft und praktische Umsetzungskraft. Das Feuer erhält Nahrung und wird entfacht. Freude und Leidenschaft beflügeln die Idee.

An der Stelle, wo ein Element schwach ist, kann der Motor anfangen zu stottern. Der Fluss ist blockiert. Eine Stärkung des Elements, das am meisten benötigt wird, führt dazu, dass der Motor wieder rund läuft.

Die fünf Elemente als Werkzeuge der Mitte

Wenn das Holzelement betont ist: Dynamik und Durchsetzungskraft

Ein Mensch mit einer starken Holzenergie wird von unsichtbaren Kräften getrieben, die ihn zwingen, immer in Bewegung zu bleiben und sich ständig neuen Herausforderungen zu stellen. Von Natur aus ist er direkt, spontan und ungestüm, wobei es ihm seine unerschöpflichen Energiepotenziale immer wieder ermöglichen, Hindernisse aus dem Weg zu räumen. Er gleicht einem grünen Trieb im Frühling, der ständig in Bewegung ist, um immer neue Höhen und Ziele zu erreichen. Mit viel Begeisterung und Enthusiasmus verfolgt er seine Ideen und kann dabei andere mitreißen.

Gelingt es ihm dabei, Bodenkontakt zu wahren und sich sicher mit Wurzeln im Erdreich zu verankern, ist er mit visionärem Weitblick, Tatkraft und Entschlossenheit gesegnet. Er hasst Regeln und Routine, lässt sich ungern in Zwänge und Beschränkungen pressen. Seine Schwächen liegen einerseits in der Ungeduld, die ihn leicht zornig werden lässt, und andererseits in der Schnelligkeit, mit der er oft durch das Leben rennt. Am liebsten ist er im Recht, duldet nur ungern Widerspruch.

Fehlt es ihm an Wachstumsmöglichkeiten und Projekten, gerät er aus seinem Element, wie er auch aus seiner Mitte gerät, wenn er vor lauter Projekten den Überblick verliert. Laufen die Dinge nicht so, wie er will, neigt er zu Wut und Zorn oder leidet still vor sich hin. Er ist Meister der Selbstbeherrschung und des Herunterschluckens und tut sich sehr schwer, Gefühle zu zeigen. Häufige Erkältungskrankheiten vor allem mit Halsschmerzen sind oft erster Ausdruck der Schluckstörungen bzw. der Sprachlosigkeit.

Wenn das Feuerelement betont ist: Leidenschaft und Gefühle

Ein Mensch mit einer starken Feuerenergie zieht mit seiner warmen, strahlenden und leidenschaftlichen Energie andere Menschen an. Kontakt und Kommunikation sind ihm sehr wichtig. Eine Sehnsucht nach tiefem, emotionalem Austausch, liebevolle Beziehungen und ein hohes Maß an Mitgefühl für seine Mitmenschen bestimmen sein Leben. Nichts ist ihm ferner als Oberflächlichkeit. Er ist geradeheraus und trägt das Herz auf der Zunge. Bewusstheit, Empfindungsvermögen, Intuition, Inspiration und die Fähigkeit, Gedanken, Gefühle und Emotionen zum Ausdruck zu bringen, sind seine größten Stärken.

Emotionalität und Leidenschaft haben jedoch oft auch ihren Preis: himmelhoch jauchzend, zu Tode betrübt. Übereifer und Überaktivität können zu kompletter Verausgabung führen. Wenn die Flammen des Feuers zu hoch lodern und außer Kontrolle geraten, droht die Selbstverzehrung. Wenn das

Feuer zu lange und zu heiß brennt, geht die Kraft allmählich zur Neige. Das Holz – die Nahrung – ist aufgezehrt, das Wasser verdampft. Die Flamme fängt an zu flackern. Häufige Panikanfälle, Hitzewallungen und Angstempfindungen sowie nervöse Herzstörungen können die Folge sein.

Wenn das Erdelement betont ist: Intuition und Gedankenkraft

Menschen mit einem starken Erdelement sind mit einer vertrauensvollen, ruhigen und stabilen Mitte gesegnet. Sie lieben die Natur, die ihnen Halt und Erdung schenkt. Gern übernehmen sie Verantwortung für andere, vermitteln und sind hilfsbereit bis zur völligen Selbstaufgabe. Durch ihre Fürsorge und ihr mitfühlendes Wesen sind sie oft beredte Fürsprecher des Friedens und der Zusammenarbeit. Sie sind überall gern gesehene, freiwillige Helfer, die niemals Nein sagen und sich immer für die Schwächeren einsetzen. Bei ihnen kann man sich ausweinen. Familie und Freunde nehmen einen hohen Stellenwert ein und bilden das Zentrum der Aufmerksamkeit. Oft sind solche Menschen kluge Köpfe und pragmatische Denker. Sinnvolles und Nutzloses können sie gut trennen. Häufig findet man unter ihnen auch leidenschaftliche Sammler. Da sie sich schwer von ihren Schätzen trennen können, stößt man bei ihnen oft auf wahre Fundgruben. Überall dort, wo sie harmonisierend einwirken können, erlebt man sie als aufopferungsvolle Friedensstifter.

Hier liegt gleichzeitig auch ihre große Schwäche. In ihrer Sorge um andere vergessen sie nur allzu oft sich selbst und geraten in ein Helfersyndrom, das sie schnell ausbrennt. Oft verfallen sie ins Grübeln und in Kummer, wenn sie keine Gelegenheit mehr haben, sich zu engagieren. Verdauungsprobleme, vor allem aber Übergewicht sind ihre großen Schwachstellen.

Wenn das Metallelement betont ist: Struktur und Loslassen

Wenn die Kraft des Elements Metall das Leben eines Menschen bestimmt, fühlt er sich sehr zu den essenziellen Strukturen und Prinzipien des Lebens hingezogen. Moral, Gerechtigkeit, Reinheit und Schönheit faszinieren ihn in besonderem Maße. Symmetrie, Harmonie, Ordnung, vor allem aber Qualität sind wichtiger als Quantität. Strategisches und geschicktes Denken und Taktieren sowie ein durchdachter Umgang mit Geld sind ebenfalls Bestandteil der Metallstruktur. Ein majestätischer, schneebedeckter Berg, der sich, fest in der Erde wurzelnd, mit Macht, Siegeswillen und Autorität zum Himmel emporstreckt, bringt am besten die Metallqualität zum Ausdruck.

Doch zu festgefahrene Normen und Überzeugungen können bei diesem Elementetypus schnell zu Inflexibilität und mangelnder Spontaneität führen. Strikte Kontrolle, Festhalten an starren Regeln und erdrückende Ordnungs- und Struktursucht können das eigentliche kreative Potenzial blockieren. Festhalten, nicht loslassen können, dem Fluss des Lebens und der Veränderung nur schwer Zustimmung schenken können, das bringt oft Trauer und Kummer, die dann über lange Zeit die Freude ersticken. Die Trauer- bzw. Loslassorgane, die sich beim Metallmenschen zuerst bemerkbar machen, sind meist Haut, Lunge und Dickdarm.

Wenn das Wasserelement betont ist: Ausdauer und Vertrauen

Bestimmt das Wasserelement das Leben eines Menschen, so zieht er sich immer wieder gern vom Trubel des Lebens zurück und sucht die Stille und Einsamkeit eines ruhigen Ortes, wo er über den Sinn und die Geheimnisse des Lebens nachdenken kann. Er hat eine natürliche Neigung zu Beobachtung und Reflexion, ist mit einer lebhaften Fantasie ausgestattet und oft sehr intellektuell. Obwohl er gut mit sich allein zurechtkommt, taucht er gern intensiv ins Leben ein, um sich dann aber auch gern wieder zurückzuziehen.

Wassermenschen schwimmen mit Vorliebe gegen den Strom und kümmern sich wenig um die Gefühle und Meinungen anderer. Sie legen großen Wert auf Freiheit und Unabhängigkeit. Gleichzeitig sind sie beweglich, anpassungsfähig und tolerant. So ausdauernd wie ein Bach, der den Berg hinabfließt und sich beständig seinen Weg zum Meer sucht, ist auch der Wassermensch. Jedes Hindernis wird überwunden. Jede Aktivität, der sich das Wasser zuwendet – selbst die Nichtaktivität, sich in einem Teich zu sammeln und seine Kraft aufzusparen –, ist von dem Bestreben geprägt, dem Ziel näherzukommen. Der Wassermensch kennt keine Begrenztheit, sein Denken ist frei und von Sehnsucht zur Spiritualität geprägt. Trotz ihres äußerlich zuversichtlichen Auftretens sind Wassermenschen von tiefer Furcht gepeinigt. Zu vehement sind sie oft auf bestimmte Ziele fixiert und weigern sich dann, vom einmal eingeschlagenen Kurs abzuweichen.

Das Spiel der Emotionen

Gefühle gewährleisten als Warnsignale ein sicheres Funktionieren des Körpers und führen uns auf dem spirituellen Wachstumspfad voran.

- **Trauer** hilft dabei, sich auf neue Gegebenheiten einzustellen, Altes loszulassen.
- **Angst** bringt uns dazu, bei Gefahr zu fliehen und uns in Sicherheit zu bringen. Ist sie begründet, sichert sie unser Überleben. Überschattet sie jedoch aus erworbenen anhaftenden Denkmustern und Bildern heraus grundlos das tägliche Geschehen, wird sie zu einem krankheitsauslösenden Faktor.
- **Wut** hilft dabei, sich abzugrenzen, Nein zu sagen, lebensnotwendige Grundbedürfnisse zu artikulieren und durchzusetzen.
- **Sorge** ist als Wurzel der Fürsorge eine Voraussetzung für eine funktionierende Familienstruktur und soziale Gemeinschaft.
- **Freude** wiederum ist zusammen mit Liebe und Mitgefühl der eigentliche Schlüssel zum Leben und erhebt den Menschen zum Menschen. Sie nährt und inspiriert die Sehnsucht nach der Verbundenheit mit dem All-Einen, dem Großen und Ewigen. Eine von Liebe, Freude und Mitgefühl geprägte Haltung spiegelt sich in den täglichen Gedanken und Taten des Herzens wider, die uns dann dem Göttlichen näherbringen und zu noch mehr Liebe, Lebensfreude und damit Wachstum und Reife führen.

Die Leberemotion Wut

Das Thema der Leber ist das Aufgeben von Widerständen und das liebevolle Annehmen und Akzeptieren der Dinge, so wie sie sind. Dazu gehört auch, eigene Grenzen zu definieren und gleichzeitig die Grenzen anderer zu würdigen. Die Energie der Leber wird durch jeden von innen oder außen kommenden Versuch angegriffen, den Lebensraum einzuengen, beispielsweise wenn man sich gezwungen glaubt, Lebensumstände als unabänderlich hinzunehmen. Angst und der Mangel an Mut – fehlende Leberenergie – halten uns davon ab, den benötigten Lebensraum einzufordern. Als Reaktion darauf entstehen Wut, Aggression und Angriff, natürliche Abwehrreaktionen, um den eigenen Lebensraum zu sichern. Die Fäuste müssten geballt werden, man müsste seine Muskeln spielen lassen, die Krallen wetzen und den Gegner genau ins Visier nehmen … Und tatsächlich sind zum Beispiel Muskeln, Sehnen, Nägel und Augen die der Leberenergie zugeordneten Organe.

Ein „heißer Choleriker" ist bekannt für seine Wutausbrüche, dafür, dass ihm „die Galle hochkommt" oder „überläuft", dass er „Gift und Galle spuckt", weil ihm „eine Laus über die Leber gelaufen" ist. Er muss zwar die Konsequenzen seiner überschießenden Reaktion tragen, doch vom gesundheitlichen Standpunkt her hat er sich befreit und ist „Gift und Galle" losgeworden.

Im Gegensatz dazu steht der „kalte Choleriker" – ein Mensch, der die gleiche Wut in sich trägt, jedoch Angst vor den Konsequenzen eines Wutausbruchs hat und deshalb „Gift und Galle" nicht „spuckt", sondern „schluckt". Er frisst die Wut in sich hinein und wird aus diesem Grund häufig krank, meist an Leber und Galle, oft aber auch an anderen dem Element Holz (Wut) zugeordneten Organen. Hals-, Nacken- und Rückenverspannungen, Schnupfen, gerötete Augen oder Allergien können ihn plagen. Meist sind Rachen- und Mandelentzündungen ein Spiegelbild des gestörten „Ausdrucks" bzw. der blockierten Kommunikation. Der kalte Choleriker beraubt sich seiner Wachstumsmöglichkeiten, weil er den Herausforderungen aus dem Weg geht. Er lässt zu, dass ihn die Angst (vor Konsequenzen) blockiert und verbiegt und ihn damit von sich selbst entfernt.

Beide Typen sind gefordert, die Ursachen ihrer Wut zu betrachten und möglichst auszuschalten. Meist sind es Widerstände gegen Lebensumstände, Dinge oder Menschen, mit denen man nicht einverstanden ist. Gelassenheit, Achtung und Respekt sowie liebevolles Verzeihen helfen, Wut gar nicht erst aufkommen lassen.

Ist die Leberenergie nicht gestaut, sondern geschwächt, hat auch das Leberbewusstsein keine Wurzeln. Die Wahrnehmung der Umwelt kann sich verfälschen, Gedanken schweifen ab, Aufmerksamkeit und Konzentration lassen nach und man wird unruhig, nervös und reizbar. Unzufriedenheit macht sich breit, aber es ist keine Energie da, um Wut oder Ärger zu entladen. Stille Frustration stellt sich ein.

Die Herzemotion Freude

Freude ist die Kraft des Herzens, das Elixier, das die Herzenergie ernährt und das Herzbewusstsein stärkt. Die Freude des Herzens hat mit Lachen, Tanzen, Singen zu tun, kurzum mit Lebenslust, Mut und Liebe. So erfüllt sie uns mit Lebendigkeit, Leichtigkeit und „Heilsein". Lachen, die beste Medizin, ist eine Sprache des Herzens. Hier jubelt etwas, das viel größer ist, als man im Augenblick meist wahrnimmt.

Die Herzenergie und alle ihr verwandten Gefühle der Liebe und des Mitgefühls sind der eigentliche Schlüssel zum Leben und zur Heilung. Das gilt für den Patienten ebenso wie für den Arzt. So heißt es, dass immer dann, wenn man aus dem Herzen handelt, auch ein Stück Himmel dabei sei. Ein volles Herz spricht und handelt authentisch, echt und ehrlich, aufrichtig und klar.

Freude lässt die Energie des Windes durch den Körper fließen, sodass er sich harmonisch verteilen und alle Strukturen durchdringen kann. Sie ist eine der fundamentalen Notwendigkeiten für alle körperlichen Funktionen. So wie ein Sonnenstrahl oder ein Grashalm die Freude wecken kann, so weckt die Freude wiederum die Lebensgeister, vitalisiert und stärkt die Vielzahl der unsichtbaren Prozesse in unserem Körper.

Freude steht dennoch in der Reihe der krankheitsauslösenden Faktoren, weil ein Zuviel oder Zuwenig dieser Emotion das Gleichgewicht empfindlich stören kann. Ein Übermaß an Freude und ekstatischer Erregung führt zu Hitze und möglicherweise dazu, dass sich die Emotionen überschlagen. Das Herz schlägt zu schnell und stolpert, der erregte Mensch verliert seine Erdung, gestikuliert stark, redet schnell und laut. Unruhe, Hektik und Schweiß sind ihm anzusehen. Das starke Herzklopfen verursacht starke Angstsymptome, Ruhelosigkeit und Schlafstörungen verstärken sich. Fahrigkeit, Gedächtnis- und Konzentrationsstörungen kommen hinzu. Wird die innere Hitze zu stark, treten alle Anzeichen der Hitzekrankheit hinzu.

Auf der anderen Seite führt ein Mangel an Freude zu einem Verlust an Lebenskraft und Lebensmut. Die Lust am Leben versiegt in dem Maße, in dem sich das Herz entleert. Ängste, Depressionen, Kurzatmigkeit und kalter Schweiß an Handflächen und Fußsohlen sind die Folge.

Die Erdemotion Sorgen – Denken – Grübeln

Die Mitte repräsentiert das Element Erde. In ihr spiegelt sich der göttliche Wille wider, hier nimmt er Form und Gestalt an. Somit ist die Erdenergie eine Kraft, durch die sich das Neue manifestieren und materialisieren kann. Sie wird immer dann wirksam, wenn die Zeit für etwas Neues reif ist. Alle Übergangsphasen fordern daher eine starke Mitte, damit wir sie möglichst unbeschadet überstehen. Pubertät, Familiengründung, Wechseljahre und Midlife-Crisis sind Phasen, in denen verstärkt Fragen nach Sinn und Orientierung ins Bewusstsein drängen und die Bereitschaft für Veränderungen gefordert ist. Intuition ist gefragt und es gilt, eine Mitte zwischen Impulsen der inneren Stimme und den Gedanken mit all den im Bewusstsein verankerten, aber möglicherweise überholten Überzeugungen zu finden. In der Erdphase geben uns unsere Kinder eine wichtige Hilfestellung, weil sie es uns ermöglichen, zu reflektieren und bislang Unverdautes zu lösen.

Die Mitte ist das Zentrum der intuitiven Klarheit. Wie die Verdauungsorgane der Mitte (vor allem Magen und Zwölffingerdarm) die Aufgabe haben, Klares und Trübes voneinander zu trennen, das Trübe auszuscheiden und das Klare aus der Nahrung zu assimilieren, so hat auch die Mitte die Aufgabe, Klares und Trübes in Form von Wahrheit und Täuschung voneinander zu trennen. Was will ich wirklich, wo werde ich von alten Überzeugungen und Glaubenssätzen bestimmt? Wann übertönen Gedanken und Vorstellungen mein „Bauchgefühl“?

Ereignisse, Gefühle und Gedanken müssen von der Mitte „einverleibt“ und „verdaut“ werden, um dann wieder losgelassen werden zu können.

Das Wertvolle wird integriert und reift zu einer eigenen Überzeugung. Hat ein Mensch Probleme, sich mit Dingen abzufinden, sie zu verdauen, schlägt dies auf die Mitte. Ihre Stärke liegt in der Erdung, der Anbindung an das Göttliche bei gleichzeitigem Bodenkontakt. In ihr finden Intuition und Gedanken ein Gleichgewicht. Ist die Gedankenlast zu stark, geht das auf Kosten der Intuition. Gedanken werden schnell als Ablenkungshilfe missbraucht, um Emotionen nicht aufkommen zu lassen. Meist sind sie jedoch Ersatz für reales Handeln und dienen dem Spannungsabbau.

Fängt ein Mensch an, sich in übertriebener Weise Sorgen zu machen, beginnt er zu grübeln, kreisen seine Gedanken nur noch um ein und dasselbe Thema, ohne zu einem Ergebnis zu führen, dann wird die Sorge zur Last und beginnt, das innere Gleichgewicht zu stören. Schleimkrankheiten entstehen. Der endlos kreisende „Gedankenmüll" muss wie organischer Müll, also Nahrungsabfälle, aus dem System ausgeschieden werden, da er sich sonst im Körper anreichert und das System der Mitte überlastet. Wenn das nicht geschieht, wird man lethargisch, müde und mürbe. Man klebt an den Gedanken fest und der Energiefluss im Körper wird „klebrig" und „schleimig". Die eigentlich nötige Handlung wird durch Denken ersetzt. Der Körper wird schwerfällig, die Gedankenprozesse führen zu immer tieferer Versumpfung. Da Dinge nicht verdaut werden, sammelt sich unnützer und schädlicher Ballast an, der die Milz überfordert und ihr die Kraft nimmt.

So wie der Schleim langsam auf allen Ebenen überhandnimmt, tut er dies möglicherweise auch in den Atemwegen oder in Form von Schweregefühl und Ödemen in den Beinen. Völlegefühl, Kurzatmigkeit, Müdigkeit, Benommenheit, Abgeschlagenheit, Übelkeit sind die häufigsten Symptome. Auch Übergewicht, schlechtes Bindegewebe und Zellulitis finden sich häufig.

Die Lungenemotion Trauer

Trauer ist mit dem Herbst assoziiert, der Jahreszeit, in der die Säfte der Natur trocken werden und sich die Wurzeln der Pflanzen zum Überwintern zurückziehen. Äußere Aktivitäten nehmen ab, alles strebt nach Rückzug und Einkehr. Gleichzeitig ist der Herbst die Zeit der Ernte, in der das im Frühjahr Ausgesäte und im Sommer zur Blüte Gereifte geerntet wird.

Die Loslassorgane Dickdarm, Haut und Lunge sind die Organe, die die Tränen der Trauer weinen. Es schmerzt, wenn ich etwas verliere. Trauer ist von der Natur vorgesehen, um einen Abschied zu vollziehen, der es ermöglicht, wieder ganz (heil) zu werden, um sich dem veränderten Leben anzupassen. Auch jeder Übergang in eine neue Lebensphase ist ein Abschied von der vorangegangenen.

Die frühe Kindheit ist voller Übergänge und Neuanfänge, gerade wenn das Leben jeden Tag aus einer neuen Perspektive betrachtet wird und damit neue Herausforderungen bereithält. Rituale, wie sie bei vielen Naturvölkern heute noch gefeiert werden (zum Beispiel Pubertätsrituale), sind hilfreiche Instrumente, die es ermöglichen, einen Abschied oder Verlust bewusst zu erleben, zu verdauen und schließlich loszulassen, um offen und frei für das Neue zu sein. So öffnet der bewusst vollzogene Abschied bereits die Tür für den Neubeginn.

Die Lunge ist das Organ des Übergangs und der Transzendierung, gleichzeitig auch der Grenzen, das heißt der inneren und äußeren Abgrenzungen. Daher sind die Haut und alle Schleimhäute sowohl der Bronchialwege als auch des Magen-Darm-Trakts mit der Lunge assoziiert. Sie ist für das Einatmen und das Ausatmen zuständig. Wird der Atem zurückgehalten, kommt es zu Problemen, wie es beispielsweise beim Asthmatiker deutlich wird. Er hält immer etwas Luft zurück, bis ihm seine Aufgeblasenheit kaum noch Luft zum Ausatmen lässt – er hält fest und kann nicht loslassen. Menschen, die nicht loslassen können, sind in ihrer Kreativität und schöpferischen Potenz oft eingeschränkt und blockiert. Jeden Menschen begleitet das Thema Loslassen ein ganzes Leben lang. Meist geht es dabei um ein emotionales Loslassen, um Nehmen und Geben, um Kommen und Gehen.

Alle Formen von Hautkrankheiten können mit Trauer assoziiert werden. Trauer kann sich aber auch in den Atemorganen als Bronchitis, Lungenentzündung, Asthma, Sinusitis oder Pollinose manifestieren. Der Dickdarm reagiert mit verschiedenen Formen der Entzündung (zum Beispiel Colitis ulcerosa) oder mit Verstopfung, dem häufigsten Zeichen dafür, dass man nicht loslassen kann.

Die Nierenemotion Angst

Die Entwicklung der ererbten Eigenschaften, die Konstitution und die grundsätzliche Überlebensfähigkeit des Menschen sowie der Fortbestand seiner Existenz sind letztlich von der Nierenenergie abhängig – und damit auch Reproduktion, alle Geschlechtsfunktionen und die Geburt selbst.

Da die Niere die Lebensgrundlagen und damit das Überleben des Individuums sichert, dient auch die der Niere zugeordnete Emotion Angst der Sicherung der Existenz. Angst ist von der Natur als Frühwarnsystem vorgesehen, damit rechtzeitig Abwehrmaßnahmen zur Sicherung des Lebens ergriffen werden können, wenn Gefahr im Verzug ist. So führt Angst ganz automatisch zu einer Vielzahl vegetativer und somatischer Reaktionen, die alle dem Ziel dienen, den Organismus zu schützen und gegebenenfalls kampfbereit zu machen.

Heute ist Angst angesichts der Informationsflut durch die Medien zu einem neuen Gefühl von Unsicherheit und Unruhe geworden. Sie ist vielschichtig und blockiert unser Leben und unser Wachstum in nie dagewesener Weise. Gemeinsam ist allen Formen der Angst, dass sie, wenn sie übermächtig werden, zu einer Störung der Mitte mit vielfältigen körperlichen Reaktionen führen.

So kann Angst „in die Knochen fahren". Sie macht sich in Körperregionen bemerkbar, die uns Stabilität, Halt und damit Sicherheit geben. Das Gefühl, Rückgrat und Selbstvertrauen zu haben, ist Ausdruck einer starken Nierenenergie. Wenn es einem Menschen „das Rückgrat bricht", hat seine Nierenenergie Schaden genommen (Bandscheibenvorfall). Krankheiten des Lendenwirbelbereichs, Ohren- und Zahnprobleme stehen neben Niere und Blase in enger Verbindung mit der Nierenenergie.

Bei einer energetischen Leere der Niere empfinden sich die Betroffenen als diffus und ohnmächtig gegenüber der Angst. Sie reagieren scheu, eingeschüchtert und deutlich verlangsamt, besonders wenn die Angst sich bereits über die Leberenergie ausgebreitet hat und diese in ihrer Impulskraft blockiert. Im sexuellen Bereich sind sie antriebsarm und blockiert, was sich in Libidoverlust und Frigidität äußern kann. Bei einer Leere der Niere hat die Angst eine Zielrichtung, ist eine Phobie oder eine konkrete Furcht: Existenzangst, Flugangst, Spinnenangst, Platzangst oder Angst vor großer

Höhe können sich manifestieren und unter Umständen zu emotionalen Ausbrüchen in Form von Panikattacken führen.

Diese Formen panischer Angst haben eine Dynamik, die Betroffene die Flucht ergreifen lässt. Sie geraten nicht in Erstarrung und Handlungsunfähigkeit, sondern laufen davon und wirken dadurch natürlich lebendiger. Dennoch sind sie meist ruhelos, ungeordnet und fahrig. Durch oft wilden und ungezügelten Aktionismus wird die Angst überspielt. Der gesteigerte Antrieb ist meist nur von kurzer Dauer, weil die strukturellen Ressourcen fehlen. Letztlich wird die Angst nicht verarbeitet, wodurch sie sich immer tiefer im System manifestiert und auch immer häufiger zu Erschöpfung führt.

Kummer

Kummer hat keinen direkten Bezug zu einem einzelnen Element oder Energiekreislauf. Vielmehr kann er alle Organsysteme beeinflussen und schädigen sowie vorherrschende Emotionen verstärken. Mit Kummer ist ein Zustand gemeint, in dem man sich mit Wehmut und Sorgen im Herzen und im Kopf durch das Leben schleppt. Die Folge ist eine Verlangsamung des Energieflusses bis hin zur völligen Stagnation der Lebenskraft. Eine Blockade des Energieflusses kann andere Emotionen verstärken. Tritt der Kummer zum Beispiel neben Trauer auf, verstärken sich Melancholie und Trauer, wenn der ohnehin durch die Trauer geschwächte Lungenkreislauf behindert wird und versiegt. Während das Grübeln den Fluss der Milzenergie behindert und so dazu führt, dass sich die Gedanken im Kreis drehen und man auf der Stelle tritt, verstärkt der Kummer diese Wirkdynamik, sodass jede Bewegung zum Erliegen kommt. Kummer kann auch das Herzensfeuer und damit die Lebensfreude zum Erlöschen bringen. Wenn er das Herz verletzt, wird die Herzenergie blockiert und das Herz wird wehmütig und schwer.

Schreck

Schreck ist das Gegenteil von Kummer. Hier kommt es nicht zu einer Stagnation, sondern zu einer plötzlichen Entladung und Zerstreuung von Lebensenergie. Wenn jemand plötzlich aufspringt oder zusammenzuckt, fehlt dem Geist für einen kurzen Augenblick die Verankerung. Die Lebenskraft gerät in einen chaotischen und ungeordneten Fluss. Wie Vögel durch einen Knall vom Baum verscheucht werden, so wird die geistige Verwurzelung gelöst und Lebensenergie wird verstreut. Man kann keinen klaren Gedanken mehr fassen. Im Extremfall kann ein derartiger Impuls einen epileptischen Anfall (Schreck) auslösen. Ein Schreckimpuls kann emotionalen oder körperlichen Ursprungs sein. Auch Hitze oder eine Stauung im Leberkreislauf senkt die Toleranzgrenze und macht sensibel und empfindlich für ein Schreckerlebnis.

Emotionen als Chance

Es scheint, als gäbe es eine innere „Sehnsucht" nach Emotionen – oder sollten wir lieber sagen: nach karmischen Einschränkungen? Eine Sucht danach, Karma (emotionale Anhaftungen, Erfahrungen) zu erleben? Sie ist gewissermaßen Teil der Ursache unserer körperlichen Existenz. Wir können Leid und Krankheit reduzieren, indem wir uns mit einem klaren Bewusstsein und klar ausgerichteten Gedanken um eine starke Mitte bemühen. Die fünf Emotionen Wut, Freude, Sorge, Trauer und Angst trennen uns einerseits von unserem Potenzial, indem sie uns aus der Mitte werfen, gleichzeitig aber führen sie uns in ihrer erlösten, kraftvollen Form zu uns selbst zurück, wenn wir uns bewusst darum bemühen. Sie lassen uns bislang unbekannte Seiten erspüren und ermöglichen uns Erfahrungen, die wir ohne sie nicht hätten. Sie helfen uns, die Dinge um uns und in uns bewusster wahrzunehmen und unsere Sinne achtsamer zu empfinden. So bieten sie uns die Chance, zu wachsen und zu mehr Bewusstheit zu reifen.

Jedes der fünf Elemente verfügt über eine starke, zielgerichtete Kraft. Oft schlummert sie unbemerkt in uns und wartet nur darauf, im richtigen Moment zum Zuge zu kommen. Auf diese Kraft können wir unser Bewusstsein fokussieren. So können wir das geschwächte Element und damit die überschäumende Emotion wieder ins Gleichgewicht bringen. Wie das Licht über die Dunkelheit und die Liebe über den Hass siegt, so sind die Elemente von einer unsichtbaren, aufwärtsstrebenden Kraft beseelt. Intuition drängt über Verstand (Erde), Loslassen über Festhalten (Metall), Vertrauen über

Angst (Wasser), mutiges Annehmen über Wut (Holz) und leidenschaftliche Fülle über Mangel (Feuer). Das Rad dieses Energiekreislaufs kann an jeder Stelle wieder angekurbelt werden. So löst sich Stagnation auf, Neues kann entstehen.

Auf den Punkt gebracht

Die Grundemotionen gehören zu den stärksten krankheitsauslösenden Faktoren. Wenn wir dauerhaft gesund und stabil in unserer Mitte bleiben wollen, müssen wir unsere Aufmerksamkeit verstärkt auf den Ausgleich und das Beherrschen negativer Emotionen lenken. Jeder Emotion gehen Gedanken voraus. Sie sind von unserem Geist und dem dahinterstehenden Bewusstsein durch Achtsamkeit und Disziplin steuerbar. Kennen wir die Wirkungsweise der fünf Elemente, können wir sie gezielt als Werkzeug benutzen, um Leidenschaft, Intuition, Loslassen, Vertrauen und Mut zu stärken.

Praktischer Tipp

Nutzen Sie die Affirmationen zu den fünf Elementen, um die jeweiligen Emotionen zu unterstützen.

- **Holz:** Ich bin geduldig, gelassen und entspannt. Entscheidungen treffe ich mit Leichtigkeit.
- **Feuer:** Liebe und Freude wachsen jetzt in mir. Liebe und Freude erfüllen mein ganzes Sein.
- **Erde:** Ich bin selbstsicher, standfest und stark und sorge gut für mich selbst.
- **Metall:** Ich lasse die Vergangenheit los und lebe glücklich im Hier und Jetzt.
- **Wasser:** Mutig gehe ich meinen Weg und vertraue dem Fluss des Lebens.

7
Schamanismus und Bewusstsein

> Mit unendlichem Gespür vernimmt die Seele Töne, die das Ohr nicht hört, und sieht, was den Augen verborgen bleibt, durch alle Zeiten, Räume hin und über sie hinaus. Grenzenlos, ursprünglich ist ihr Wissen – ihre Erinnerung.
>
> I Ging

Die Medizingeschichte unseres Planeten hat neben dem fernöstlichen und abendländischen Weisheitsschatz auch in indigenen Kulturen besonderes Wissen hervorgebracht, das unser Denken heute um wertvolle Elemente bereichern kann. Ihr Wissen um die Gesetze und Heilkräfte der Natur spiegelt ein besonderes Bewusstsein für die unsichtbaren Vorgänge wider, die uns wie ein Gewebe umgeben.

Schamanismus und Daoismus

Etwa zur Zeit der Großen Kriege (1200–200 v. Chr.) entwickelte sich in China der Schamanenkult: Krankheiten und Leiden galten als Werk von Dämonen und wurden als unumgänglich angesehen. Dennoch wurden Fasten- und Säuberungsrituale, Atemtechniken und rituelle Tänze zur Vorbeugung gelehrt und es existierte ein großes Arsenal an Medizinen aus Kräutern sowie tierischen und mineralischen Substanzen.

Aus dem 5. Jahrhundert n. Chr. stammen die Aufzeichnungen des Arztes Sun Si Miao. Darin waren 13 „Dämonenlöcher“ am menschlichen Körper gekennzeichnet, deren Stimulation mit Nadeln die Heilung von Krankheiten bewirken sollte. Ferner nannte er 32 Arzneidrogen gegen Krankheitsdämonen.

Inzwischen war jedoch eine neue naturphilosophische Bewegung herangewachsen: der Daoismus, um 500 v. Chr. von Lao-tzu begründet. Er betrachtete den Wandel der Natur als Ausdruck der inneren Gesetzmäßigkeit der Natur, genannt Dao (wörtlich: Sinn, Weg, Bahn). Das Dao erzeugt das polare Spannungsfeld zwischen den komplementären Kräften Yin und Yang. Aus diesem Spannungsfeld entstehen alle Dinge – auch die Lebensenergie Qi. Dao und Qi sind also der Ausgangspunkt aller Lebensvorgänge.

Die konfuzianische Lehre

Wie kein zweiter hat Konfuzius (551–479 v. Chr.) die chinesische Geistesgeschichte geprägt: Die Menschen lösten sich von Schamanenkult und Dämonenglauben und begannen, die Welt rationaler zu sehen. Die Periode vom 5. bis zum 2. Jahrhundert v. Chr. ist heute als „Goldenes Zeitalter“ bekannt. Das wichtigste Ziel menschlichen Handelns ist nach Konfuzius der Einklang mit der Natur und ihren Kräften und der Gesellschaft. In diesem Zusammenhang spielt das Konzept der Lebensenergie Qi eine zentrale Rolle: Anstelle von magischen Kräften und Dämonen werden nun physiologische Funktionen und Fehlfunktionen mithilfe des Qi erklärt. Einige konfuzianische Schulen greifen zudem auf die (wesentlich ältere) Lehre von den fünf Wandlungsphasen zurück, andere auf die Yin-Yang-Lehre, wieder andere auf beide. Alle Schulen aber betonen, dass es auf die harmonische Balance der Kräfte ankommt: Sie bedeutet politischen und sozialen Frieden, materielles Wohlergehen, familiäres Glück – und schließlich auch seelische und körperliche Gesundheit. Der Fluss der Lebensenergie im Körper lässt sich durch Pulslesen bestimmen und unter anderem durch Akupunktur beeinflussen.

Christliche Mystik und Heilung

Die hebräisch-israelitischen Ethnien des Vorderen Orients vertreten eine Auffassung von Krankheit und Heilung, wie sie uns in der Bibel entgegentritt. Ihre Auswirkungen auf unsere jüdisch-christliche Kultur sind bis zum heutigen Tag lebendig. So legte Moses zum Beispiel mit seinen detaillierten Reinheits- und Speisevorschriften (koschere Speisen), die sogar von den meisten nicht-orthodoxen Juden beachtet wurden, den Grundstein einer, wie wir heute sagen würden, Präventivmedizin (religiös begründete Hygiene, ethnisch und medizinisch begründete Diätik).

Mit den zehn Geboten wurde ein Kanon von Wertvorstellungen geschaffen, der sittliches Verhalten zur Grundvoraussetzung für die Reinheit von Seele und Körper erklärt. Unsittliches Verhalten vergiftet die Seele und damit auch den Körper. Der Mensch versündigt sich an sich selbst und wird krank, wenn er sich unbeherrscht verhält und sich durch die Zerstörung seiner Umwelt und die fehlende Achtung vor menschlichen und tierischen Geschöpfen an der Schöpfung – und am Willen Gottes – vergeht.

Die christliche Mystik lehrt uns, dass die Entgiftung der Seele, das Bemühen um ein „reines Herz", Vergebungsbereitschaft, die Liebe zum Mitmenschen und ein religiöses Grundvertrauen die Voraussetzungen jeder Art von Heilung sind. So ist der seelische Reinigungsprozess, bei dem der Arzt eine seelsorgerische Hilfestellung leisten muss, der erste Schritt zur Heilung.

Einen besonders hohen Stellenwert in der jüdisch-christlichen Tradition nimmt der Ritus des Handauflegens ein, mit dessen Hilfe Jesus sogar Blinde heilen konnte. Durch das Handauflegen wird eine Verbindung zu einem höheren Kraftfeld hergestellt, wird eine stärkere Kraft übertragen. Wir lernen daraus, dass durch Hand- bzw. Hautkontakt, durch Handauflegen auf kranke Körperstellen der Kranke das Empfinden hat, dass Energien vom Arzt auf ihn übergehen.

Auch das Pulsmessen muss quasi als ein Ritual praktiziert werden, als eine Form der Kommunikation zwischen Arzt und Patient, und darf keinesfalls nur ein technischer Routinevorgang sein. Aus biblischer Sicht ist die Heilung vom Charisma – das heißt von der persönlichen Ausstrahlung, dem Selbstbewusstsein – des Arztes abhängig. Die Bezeichnung Jesu als Heiland zeigt, wie eng Glaube, Heilung und die daraus resultierende Hoffnung miteinander verknüpft sind.

Heilung ist vor allem eine Frage der Suggestion von außen wie von innen. Sie benötigt dazu auch ihre suggestiven Symbole. Bei allen Prozessen „der Austreibung böser Geister“ wird ähnlich wie bei den heidnischen Priestern auf die suggestive Kraft der unmittelbaren Demonstration des Kreuzes vertraut, das an die Stelle der Amulette und Fetische tritt. Gleichzeitig setzt die christliche Kirche in Nachahmung heidnischer Praktiken auf die suggestive Kraft von Musik, Klangkörpern (Glocken und Klingeln) und gemeinschaftlichem Gesang als Mittel der Massensuggestion, die Kraft und Ausstrahlung von Bildern (Ikonen) und eine geheimnisvolle Sprache (Latein) während optisch wirkungsvoller Rituale (Messe).

Mystik und Heilung an den Grenzen der Medizin

Alle Naturvölker sehen in Krankheiten die Folge einer Entfremdung und Trennung von der Einheit. Ein Ungleichgewicht des Geistes und der Seele des Einzelnen oder der Gemeinschaft wird durch Fehlverhalten (zum Beispiel eine Missachtung verstorbener Ahnen, mangelnde Ehrfurcht gegenüber Eltern oder alten Menschen, Tabuübertretungen, Verstöße gegen göttliche Gebote, Eifersucht, Geschlechtsverkehr vor der Ehe) oder Flüche, Verhexungen, Ahnengeister oder Dämonen verursacht. Auch Schreck, unglückliche Liebe, soziale Entwurzelung und Überforderung kommen in Betracht. Es entsteht eine Spaltung, ein Ungleichgewicht zwischen dem Betroffenen und der unsichtbaren Welt.

Die Behandlung erfolgt durch geweihte Gegenstände, die Herstellung von Amuletten, Opferrituale, Gebete, Beschwörungen und Exorzismen. Dabei wird der traditionelle Heiler als Hüter der sozialen Ordnung oft zum Mittler zwischen der Gemeinschaft und der übernatürlichen Welt.

Traditionelle Heiler und Schamanen erfahren den vielschichtigen Komplex des Lebens oft durch ihr eigenes rituelles, spirituelles Streben. Durch Initiierungen oder großes körperliches Leid mit schweren, auch psychischen Qualen durchschreiten sie extreme Grenzerfahrungen. So erhalten sie Einblicke, Wissen, Weisheit und Kompetenz auf allen Ebenen. Berufung, jahrelange Lehrzeit und viele Prüfungen ermöglichen das Wissen um die Strukturen der unsichtbaren Welt. Der traditionelle Heiler schaut und betrachtet diesen Komplex, um zu verstehen. Er ist nicht von der Natur getrennt, sondern sieht sich als untrennbarer Teil von ihr. So kann er tiefer als andere schauen. Seine Begabung liegt in dem festen Wissen, eins mit dem zu sein, was ist. Seine Intuition ist dadurch ein weises, vorausschauendes Wissen ohne Vernebelung durch den Verstand und dessen Sehnsucht nach greifbaren Fakten. Bei seiner betrachtenden Reise in die Tiefe des ihm anvertrauten Patienten lässt er sich tragen und führen, so als würde er auf dem Unbewussten schwimmen, in dem der Kranke versunken ist. Durch die tiefe Verbindung versteht er das Gewebe der Verstrickungen und missverständlichen Bilder, in denen sich der Kranke verloren hat. Aus dem Schauen und Berührenlassen steigt etwas empor, das er dem Patienten weitergibt. Auf der unbewussten Ebene befreit er die Seele symbolisch, indem er sich mit der falsch geleiteten, psychotischen Kraft der Bilder (spirituellen Verunreinigungen) verbindet und sie auflöst, sodass der Lebensfluss wieder in Gang kommt.

> Gehst du einen Schritt auf die Natur zu, kommt sie dir zwei Schritte entgegen.
>
> Sprichwort der Aborigines

Von der Unordnung zur Ordnung

Der traditionelle Heiler ist Arzt, Psychologe und Götterbote zugleich. Er stellt die Rückkehr zu den spirituellen Wurzeln, zur naturgebundenen Einheit in den Mittelpunkt der Heilung. Die meisten Ethnotherapien – so mystisch ihre Techniken auch auf den ersten Blick erscheinen mögen – sind auch auf körperlicher Ebene erstaunlich erfolgreich, wenn es darum geht, den Patienten zu Harmonie und Balance mit sich, seiner Umgebung und dem Kosmos zurückzuführen. Viele indigene Völker sehen in Krankheiten die Folge eines Ungleichgewichts des Geistes und der Seele des Einzelnen oder der Gemeinschaft, die zum Beispiel durch bösen Zauber, Ahnengeister oder Dämonen verursacht werden können. Dennoch wird zwischen natürlichen und übernatürlichen Krankheitsursachen unterschieden, was sehr komplexe Behandlungssysteme hervorgebracht hat. So gibt es neben dem Heiler, Schamanen oder Medizinmann auch die Kräuterdoktoren, Kräuterfrauen und Knochenrichter.

Die Besonderheiten der Heiler liegen in ihrer Kompetenz, Autorität und Berufung. Üblicherweise haben sie eine lange Initiationszeit, bis sie ihre Anerkennung als Heiler erfahren. Sie beheben Gesundheitsstörungen, indem sie kulturell akzeptierte und erprobte Methoden anwenden. Ihre Funktion ist meistens umfassender als die der westlichen Ärzte, denn auch soziale, psychische und spirituelle Aspekte gehen in die Behandlung ein. Dabei wird der Heiler oft zum Mittler zwischen der Gemeinschaft und der übernatürlichen Welt. Häufig wird die Therapie zu einer öffentlichen Angelegenheit, da soziale und spirituelle Aspekte einer Wiederherstellung verloren gegangener Balance bedürfen, weshalb in den meisten indigenen Kulturen der Medizinmann gleichzeitig Hüter der sozialen Ordnung ist.

Bei den indigenen Völkern Nordamerikas verfügen die als Medizinmänner bezeichneten Heiler über Kenntnisse von Mensch, Natur und Kosmos, die sie in heilende Rituale umsetzen. Bei den Afrikanern sind es meist Fetischzauberer, Orakelpriester oder Hexendoktoren. Geheime Magie wird zum Wohl, aber auch zum Schaden eingesetzt.

In Brasilien und Haiti werden Candomblé-Priester aufgesucht. Sie helfen als Mittelsmänner zwischen dem Kranken und den Göttern. Oft verfallen sie spontan in Trance, ohne sie in irgendeiner Form lenken zu können. In Peru und Bolivien haben Sheripari (Schamanen) Zugang zu Aspekten und Sphären der Wirklichkeit, die anderen verborgen bleiben. Sie können in Trance die Geistwesen der Natur und die Herren der Tiere besuchen. Induziert durch Trommeln oder andere monotone Klänge, „reisen" sie in eine „nichtalltägliche Wirklichkeit". In der „unteren Welt" nehmen sie Kontakt zu Krafttieren auf, die ihnen das Wissen und die Heilkraft vermitteln, um im Alltag für sich selbst, andere und die Welt heilsam zu wirken.

In Süd- und Mittelamerika ist das Erkrankungskonzept des „Susto" weit verbreitet. Durch einen Schreck, zum Beispiel infolge eines Unfalls, kann es zu einem Seelenverlust kommen, der sich in einer schweren Krankheit äußern kann. Die Aufgabe des Schamanen ist das Zurückrufen der Schattenseele durch Opfer an die Geister, die die Seele gefangen haben, Massagen, Bestreichen des Körpers mit rituellen Gegenständen und Pflanzen, Schwitzen oder das erneute Erschrecken des Kranken.

Da die Anforderungen an das „Menschsein" in allen Kulturen sehr unterschiedlich sind, müssen auch die örtlich angewendeten Therapieverfahren unterschiedlich sein, um dem gerecht zu werden, was die Menschen in ihrem jeweiligen Land an Hilfestellung benötigen.

Das sogenannte kulturgebundene Syndrom (engl.: culture-bound syndrome; CBS) beschreibt Erkrankungen, die auf einen bestimmten Kulturkreis beschränkt sind. In einer technisch dominierten, informationsüberfluteten Gesellschaft können Stress, aber auch Appetitlosigkeit und Übergewicht als typisches CBS bezeichnet werden. Die schnelllebige, ganz nach außen orientierte Gesellschaft fordert entsprechend kulturkonform zunächst eine rasche, rational-technisch orientierte, ebenfalls auf das Äußerliche ausgerichtete Medizin.

Das schamanische Phurba-Heilritual in Nepal

Die Schamanen Nepals, die Dhamis und Jhankris, lesen den Puls, weissagen aus Reiskörnern und begeben sich mit Trommeln auf Seelenreise, um störende Ahnengeister, Schlangengötter und andere negative kosmische Kräfte zu vertreiben. Als zusätzliche Hilfsmittel verwenden sie unter anderem eine spezielle Saug- bzw. Blastechnik, bei der sie krankheitserzeugende Einflüsse extrahieren und wegspucken oder den geschwächten Bereich durch dreimaliges Blasen zum Beispiel auf die Stirn energetisch aufladen. Wichtigstes Utensil dabei ist ein Phurba, ein geschnitztes Heilinstrument, das als Symbol des höchsten Gottes Shiva das gesamte schamanische Weltbild repräsentiert. Begleitet von Heilgesängen und Mantras streicht der Dhami den Phurba entlang der Schläfen, der Schulter und der Fußsohlen des Patienten. Dadurch werden die göttlichen Kräfte aktiviert und der mythische Vogel Garuda, der die Schlangenkräfte der Unterwelt bezwingen kann, zu Hilfe gerufen. Der Schamane ruft alle hilfreichen Kräfte an, ihn zu unterstützen. Schließlich verhandelt er in Trance mit den Schlangenkräften ein Opfer, damit sie von dem Kranken ablassen. Es folgen Anordnungen und Richtlinien für das weitere Verhalten des Patienten.

Amchi-Medizin aus den Hochtälern Ladakhs

Der Amchi (tibetischer Arzt) murmelt heilende Mantras des Medizin-Buddhas Shakyamuni, während er auf einer Ingwerscheibe liegendes Moxakraut verbrennt. Das rhythmische Aneinanderreihen und Wiederholen heiliger Silben soll die gestörten Energieschwingungen des Patienten harmonisieren und negative Energien vertreiben. Mit diesem Ritual wird der feinstoffliche Körper mitbehandelt. Der Arzt visualisiert dabei den Medizin-Buddha, dreht eine mit einer heiligen Schriftrolle gefüllte Gebetstrommel und überträgt beim Rezitieren mit seinem Atem die göttliche Heilkraft auf den Energiekörper des Behandelten. Die Wirkung der tibetischen heilenden Rituale besonders bei schwerkranken Kindern ist erstaunlich.

Das erweiterte Bewusstsein

Dass bewusstseinsverändernde Drogen einen Einblick in Parallelwelten liefern können, bezeugt auf besonders beeindruckende Weise die jahrtausendealte Tradition des Schamanismus, insbesondere im Zusammenhang mit der Einnahme von Ayahuasca, einem bewusstseinsverändernden Getränk, bei schamanischen Ritualen. Belege dafür, dass es auch ohne Drogen geht, sind neben den Methoden der Schamanen, die ohne halluzinogene Mittel arbeiten, die Erfahrungen der Mystiker aller Zeiten und Kontinente, denen es vergönnt war, in die Wirklichkeit hinter der „Wirklichkeit" zu blicken.

Auch mittels bestimmter Formen der Meditation oder durch holotropes Atmen nach der Methode des Psychologen Stanislav Grof können außergewöhnliche Bewusstseinszustände erreicht werden.

Das spezifische Kennzeichen von außergewöhnlichen Bewusstseinszuständen ist die Ausschaltung des Verstandes als Kontrollinstanz. Unser Verstand ist ein unverzichtbares Mittel, um uns in der physischen Welt zu orientieren und zu behaupten. Wollen wir dagegen in die geistige Welt eintauchen, ist der Verstand als Kontrollbewusstsein ein unüberwindliches Hindernis, solange er regiert. Das einzige Mittel, ihn vorübergehend auszuschalten, ist der bedingungslose Verzicht auf Kontrolle, und das heißt Hingabe. Vollständige Hingabe ist nur möglich, wenn man der Macht, der man sich hingibt, absolut vertraut. Hingabe in Vertrauen ist der Schlüssel, der das Tor zur geistigen Welt öffnet. Bewusstseinserweiternde Drogen können diese Hingabe erzwingen, nicht aber das Vertrauen. Wer sich ohne Urvertrauen auf psychedelischem Weg durch die „himmlische Pforte" schleichen will, der wird im günstigsten Fall in Scheinwelten geführt und findet sich schlimmstenfalls auf einem Horrortrip wieder.

Die Überzeugungskraft des Heilers kann das Bewusstsein des Patienten verändern und in eine neue Richtung lenken. Indem er den Patienten in dessen tiefstem Inneren berührt, löst er einen heilfindenden Impuls aus. Die unterschiedlichen suggestiven Verfahren, so sie in den Lebenskontext und das Weltbild des Patienten integriert sind, initiieren eine Gewissheit der Fülle und der Verbundenheit mit Natur, Geistern und Ahnen. Das Gefühl des Geborgenseins, der Fülle und der wiedererinnerten Einheit löst den Heilungsprozess aus.

Entscheidend ist dabei nicht die Frage, ob es Geister gibt oder nicht – dies darf jeder von seinem Standpunkt aus sehen, wie er möchte –, sondern einzig und allein, ob es gelingt, kulturkonform einen neuen, suggestiven Input zu geben, von dem das Bewusstsein des Patienten und damit jede Zelle des Körpers überzeugt ist. Gleichzeitig trägt die kulturgebundene Bilderwelt die Chance in sich, mit Bildern und Symbolen zur Einheit zurückzufinden.

Auf den Punkt gebracht

Die vom Heiler ausgelösten Gefühle und Bilder bauen im Bewusstsein des Patienten Vertrauen auf, das ihm die sichere Gewissheit vermittelt, in dem „Arzt" einen mächtigen Verbündeten an seiner Seite zu haben. Er gewinnt die Überzeugung, dass ihn der Heiler von der Krankheit befreit. Bei kulturspezifischen Ritualen kommt es zu einer Transformation der bisherigen Überzeugungen, und das bewirkt Heilung.

Praktischer Tipp

Eine gute Möglichkeit, selbst zu spüren, wie weit wir uns von der Mitte entfernt haben, ist folgende Übung. Es geht darum, auf einer wackligen

Unterlage zu stehen und die Balance zu halten. Das kann eine gefaltete Decke sein, ein Kissen oder ein Trampolin.

- Stellen Sie sich zunächst mit beiden Beinen auf die Unterlage, spüren Sie in die Fußsohlen hinein und lassen Sie das Körpergewicht sinken.

- Schließen Sie nun die Augen und beobachten Sie Ihren Stand. Welches Bein wird stärker belastet? Stehen Sie mehr auf dem Vorfuß oder auf der Ferse?

- Wenn Sie sich sicher fühlen, können Sie auch versuchen, auf einem Bein zu stehen.

Gleichgewichtsübungen fördern die Verbindung zur Erde und unsere Standfestigkeit. Sie verbessern das äußere und innere Gleichgewicht, sorgen für Harmonie und Ausgeglichenheit.

8
Stufen zur Freiheit

Das Spiel der Schöpfung

> Was vor uns liegt und was hinter uns liegt, ist nichts im Vergleich zu dem, was in uns liegt. Und wenn wir das, was in uns liegt, nach außen in die Welt tragen, geschehen Wunder.
>
> RALPH WALDO EMERSON

Die Struktur unseres Bewusstseins umfasst eine Vielzahl von Ebenen auf dem Weg zur absoluten Freiheit. Wie bestimmte psychische und spirituelle Erfahrungen zeigen, kann dieser Wahrnehmungsrahmen sich auf andere Menschen, Dinge oder sogar auf das ganze Universum ausdehnen. So gibt es natürlich auch auf der Seelenebene keine echte Trennung. Der gesamte Möglichkeitsraum lässt sich als reine Bewusstseinsstruktur interpretieren, in der mehr oder weniger stark individualisierte „Wesen", die jedoch alle Teil eines Ganzen sind, unterschiedliche Realitätsebenen erschaffen.

Die höchste Bewusstseinsebene, die man mit diesem Begriff belegen könnte, beinhaltet einerseits alles, was existiert oder existieren könnte. Andererseits besitzt sie selbst aus höchster Sicht keine Struktur, da Struktur erst dadurch entsteht, dass das Bewusstsein aus der Überlagerung aller Möglichkeiten einzelne Möglichkeiten herausfiltert. Wir alle sind Teil dieser höchsten Bewusstseinsebene – der Unterschied zwischen Mensch und Gott besteht lediglich in der Wahrnehmungsperspektive. Die Hierarchie des Bewusstseins ist gewissermaßen eine stufenweise Einführung des Beobachterkonzepts in immer feiner abgestufte Realitäten bis hin zu dem, was wir als hautbegrenzten Körper erfahren. Hier haben sich unsere Seelen so stark an den materiellen Körper gebunden, dass ihr göttlicher Ursprung in Vergessenheit geriet.

Eine Seele ist damit also die Bewusstseinsstruktur innerhalb des Möglichkeitsraumes, die sich selbst als eine vom Rest des Multiversums mehr oder weniger abgegrenzte Einheit betrachtet. Das Bewusstsein eines Individuums lässt sich prinzipiell beliebig weit ausdehnen, bis es den Zustand der Vereinigung mit dem gesamten Kosmos erreicht und den Möglichkeitsraum in seiner Gesamtheit umfasst, der strukturlos ist und dennoch alle Realitäten beinhaltet. Jede Seele ist ein Teilaspekt einer übergeordneten Gruppenseele, die wiederum Teil einer noch umfassenderen Bewusstseinsstruktur ist – bis zur höchsten Bewusstseinsebene, die alles umfasst, was existiert.

Die Schöpfung ist eine unendlich differenzierte Aufspaltung des kosmischen Bewusstseins in einzelne Bewusstseinsinstanzen, die sich gegenseitig wahrnehmen und dadurch die Vielfalt dessen, was existiert, erschaffen und erleben.

Der Ozean und die Sonne

Ich möchte Ihnen eine grobe und stark vereinfachte Vorstellung davon geben, wie wir das Zusammenspiel der unterschiedlichen Bewusstseinskräfte in uns sehen können.

Stellen wir uns einmal vor, in unserem Inneren strahlt eine lachende, kraftvolle Sonne. Aus ihrer Mitte heraus nährt sich unsere Lebensenergie, strahlt unser Bewusstsein in unseren Geist und schließlich in unseren Körper. Sie ist unsere Mitte, unsere Kraftquelle. In dieser Sonne sind auf verschiedenen Ebenen alle unsere Anlagen, Talente und Potenziale verborgen. Die Sonne – unterstellen wir stark vereinfacht – möchte, dass wir lange, gesund und schöpferisch leben. Sie will, dass wir die Fülle in uns mit all ihren Potenzialen und Möglichkeiten erkennen, annehmen, entfalten und mutig leben.

Stellen wir uns ferner vor, dass sich über Teile dieser Sonne dichte Wolken geschoben haben. Dies ist unser Unterbewusstsein mit seinen verschiedenen Schichten und Stimmen, die miteinander in ständigem Dialog stehen. Das Unterbewusstsein ist voll von Konditionierungen und Erinnerungen an beherrschende Erlebnisse, die sich wie kleine Narben eingefressen haben. Freude und Schmerz der Seele lassen im Unterbewusstsein diverse Bilder zurück. Diese gesammelten Eindrücke formen unseren Charakter und unsere Überzeugungen. Das Unterbewusstsein ist die Gesamtsumme unserer Neigungen und geistigen Ausrichtungen. Auch wenn das Leid und das Böse oftmals die besseren Lehrer sind, so sind Leid und Glück bei der Bildung unserer Persönlichkeit gleichwertige Faktoren. Dazu kommt ein Sammelsurium von Konditionierungen und Prägungen aus der Kindheit, dem gesellschaftlichen Leben und den erfahrenen Beziehungen. Sie alle bilden Dunst über der Sonne, werden zu Wolken, die bewirken, dass die Sonne ihr kraftspendendes Licht nicht ungehindert abgeben kann.

Oberhalb der Sonne befindet sich eine weitere, sehr kleine und dünne Schicht, unser Verstand. Um die Abmessungen richtig darzustellen, müsste der vielleicht fünf Millimeter dicken Schicht des Verstandes eine fünf Kilometer dicke Schicht des Unterbewusstseins gegenüberstehen, hinter der sich die Sonne über das gesamte Universum hinaus erstreckt.

Im Bereich des Verstandes, an der unmittelbaren Grenze zu unserer Umwelt, sind wir nur oberflächlich aufmerksam. Das ist der Fall, wenn wir zum Beispiel im Supermarkt einkaufen und unsere Aufmerksamkeit von einem Produkt zum anderen driftet. Es ist die niedrigste Ebene der Bewusstheit, auf der wir ganz in der Welt der Materie und der Vorstellungen verhaftet sind.

Im Bereich des Unterbewusstseins dagegen sind wir tief konzentriert. Das merken wir beispielsweise, wenn wir in ein spannendes Buch vertieft sind und plötzlich herausgerissen werden, weil uns jemand stört. Die meiste Zeit halten wir uns auf der Ebene des Verstandes auf. Dies ist der Bereich unseres Alltagsbewusstseins. Die Ebene des Unterbewusstseins empfinden wir als etwas Angenehmes. Je tiefer wir uns in diese Ebene versenken, desto entspannter, klarer und gelassener werden wir. In einer Zeit der Unruhe und Hektik ist das Störfeuer der Gedanken und der unbewussten Automatismen, Muster und Glaubenssätze jedoch so stark, dass wir kaum Zeit und Ruhe zur Versenkung finden. So treibt uns unser Überlebenscomputer fast immer mit wenigen Momenten der Bewusstheit durch den Tag und das Leben.

Impuls und innere Stimme

Nun wissen wir, dass uns ständig ein Strom von Gedanken durch den Kopf geht. Gedanken sind es, die uns zum Beispiel nachts am Einschlafen hindern können, sie sind aber auch eine Form konkreter Energie. Träger unseres Bewusstseins ist unser Nervensystem. Wenn wir denken, fließt Strom in unserem Nervensystem – Elektrizität. Es ist nicht viel, lässt sich aber deutlich messen. Wenn wir nun die Fülle der uns ständig beschäftigenden Gedanken betrachten, muss es irgendwo eine unerschöpfliche Quelle geben, aus der wir diese Energie beziehen. Diese Energiequelle ist die Sonne in uns. Ein Impuls zu einem Gedanken entsteht immer hier, an der Grenze zwischen diesem Reservoir unmanifestierter Energie und unserem Wachbewusstsein. Er tritt ganz unten – in der subtilsten Ebene unseres Bewusstseins – in unser Nervensystem ein, steigt dann wie eine Blase im Wasser auf, wird immer größer, bis er an unserer Bewusstseinsschwelle platzt und wir ihn wahrnehmen. Jeder dieser Impulse hat grundsätzlich die Intention, dass wir uns besser fühlen. Eigentlich bräuchten wir nur immer unseren intuitiven Impulsen zu folgen und wir würden uns automatisch besser fühlen.

Wenn beispielsweise der Impuls „Du bist müde und musst dich hinlegen, damit du dich besser fühlst" entsteht, bräuchten wir diesem Impuls nur zu folgen und würden uns automatisch energievoller fühlen. Nun ist unser Nervensystem aber voller Verspannungen, sogenannten Stressen oder Blockaden, durch die sich der Impuls hindurchquälen muss. Aus dem Impuls „Du bist müde und musst dich hinlegen, damit du dich besser fühlst" wird „Du bist müde, du musst einen Kaffee trinken, damit du wacher wirst", wenn er an unserer Bewusstseinsschwelle ankommt.

So ist die „innere Stimme", die auch Intuition genannt wird, das Sprachrohr dieser inneren „Weisheitsinstanz" innerhalb unserer Sonne. Um sie wahrzunehmen, brauchen wir regelmäßige Zeitphasen der meditativen Versenkung. Solche Phasen der inneren Stille öffnen Tore zur Wachheit und helfen, Wahrheit und Täuschung zu unterscheiden. Die Stille fördert zudem die Selbstanbindung und schafft Mut und Tatkraft, um die Impulse und Erkenntnisse praktisch umzusetzen. Wenn es gelingt, im Lärm des Alltags solche Impulse aufzufangen, sie achtsam wahrzunehmen und schließlich vertrauensvoll in die Tat umzusetzen, sind wir einen großen Schritt weiter auf einem Weg, der uns das sichere Gefühl vermittelt, dass es der richtige Weg ist.

Ratio

Dem gegenüber steht die laute Stimme der Ratio. Da sie alles ständig mit unseren bisherigen Erfahrungen abgleicht, den vordergründigen Vorteil will und Nachteile zu vermeiden sucht, drängt uns diese Stimme dazu, die bewährten Bahnen nicht zu verlassen. Zu stark sind die Prägungen, die „schlechten" Erfahrungen, zu groß ist die Angst, sie noch einmal erleben zu müssen. Einer menschlichen Trägheit folgend, ziehen wir es deshalb vor, alte Überzeugungen nicht zu überprüfen und Bewährtes permanent zu wiederholen. Wir folgen einer Schmerzvermeidungsstrategie oder, besser, einer Überlebensstrategie, die da heißt: Ducke dich und verhalte dich ruhig, riskiere nichts, dann kann dir auch nichts passieren. Lieber leiden, als etwas zu verändern, lieber etwas weiterhin tragen, als es abzulegen. Lieber jeden Tag das gleiche Spiel spielen, statt etwas Neues, bisher nicht Dagewesenes auszuprobieren.

Die Ursache des Leids in der Welt ist die verbreitete Überzeugung, dass Vergnügen das Erstrebenswerteste sei. Doch nicht Vergnügen ist das Ziel des Lebens, sondern Erkenntnis, lehrt uns die fernöstliche Philosophie. Im Karussell des Lebens erkennt der Mensch mit zunehmendem Alter immer klarer, dass sowohl Freude als auch Schmerz große Lehrer sind und dass es vom Leidvollen ebenso viel zu lernen gibt wie vom Guten. Freude wie Schmerz lassen, wenn sie unsere Seele berühren, Bilder auf ihr zurück. Diese Eindrücke sind mitbestimmend für unseren Charakter. Er ist letztlich eine Ansammlung von Neigungen, Anlagen und all unseren geistigen Ausrichtungen. Gut und Böse haben gleichen Anteil an der Charakterbildung und manchmal ist Leid ein besserer Lehrer als Glück, denn Glück macht bekanntlich bequem und nachlässig. Betrachten wir die großen Charaktere unserer Geschichte, sehen wir in den meisten Fällen, dass Leid sie mehr gelehrt hat als Glück, Armut mehr als Reichtum, Schicksalsschläge mehr als Lobpreisungen.

Die gesammelten Erkenntnisse sind im Menschen selbst verborgen. Sie kommen nicht von außen. Was ein Mensch erkennt, ist letztendlich nur das, was er in sich wiederentdeckt und enthüllt. Was er lernt, ist in Wirklichkeit das, was er entdeckt, wenn er den Schleier vor seiner eigenen Seele (der Sonne) beseitigt. Wie Funken in einem Feuerstein existiert die Erkenntnis im Geist, und die Anregung von außen ist nur die „Reibung", die sie hervorbringt. So ist es mit all unseren Gefühlen und Handlungen, die sich als Eindrücke in unser Unterbewusstsein eingeprägt haben. Jeder Gedanke, jede Handlung, egal ob gut oder schlecht, sinkt ins Unterbewusstsein und wird dort aufbewahrt. Alle diese Eindrücke bezeichnet man als Karma. Karma bindet Energie und behindert den Weg zur Freiheit der Seele. So wie eine Handlung Karma schafft, ist es durch Erkenntnis und nachfolgende Handlung wieder zu verbrennen.

Das Netzwerk der Natur

Eine im Abendland besonders einflussreiche Schule der Naturmystik ist die sogenannte „hermetische Tradition", die auf den ägyptischen Philosophen Hermes Trismegistos zurückgeht. Zweiundvierzig spätantike Schriften, zu denen auch die berühmte *Tabula Smaragdina* gehört, formulieren die Grundgedanken der hermetischen Tradition. Sie beinhaltet die Überzeugung von der unauflösbaren Zusammengehörigkeit des Menschen mit dem übrigen Sein. Alles Seiende ist trotz seiner Gegensätzlichkeit eins. Im deutschen Humanismus kommt die hermetische Überzeugung zum Beispiel in der Heilkunde des Paracelsus zum Ausdruck. Hier heißt es: „Man muss verstehen, dass der Mensch die kleine Welt ist … dass alle himmlischen Läufe, irdische Natur, wässrige Eigenschaft und luftiges Wesen in ihm sind."

Der Naturmystiker Jakob Böhme sieht in der Natur ein Netzwerk von dynamischen Kräften, die miteinander in Beziehung und wechselseitig voneinander abhängig sind. Er bezeichnet sie als identisch mit dem Göttlichen (Gott = Natur). Diese einfache Formel enthält den tiefsten metaphysischen Grund, warum Menschen mit der Natur ökologisch umgehen, sie achten und ehren und nicht zerstören sollten.

Die eigentliche zentrale Gestalt in der Entwicklung des ökologischen Ganzheitsdenkens ist Johann Wolfgang von Goethe. Naturforschung, Naturreligion und Naturphilosophie haben mit vierzehn Buchbänden einen großen Raum in seinem Werk eingenommen. Für ihn war klar: „In der lebendigen Natur geschieht nichts, was nicht in Verbindung mit dem großen Ganzen steht." Er bekennt sich zu der tiefen Anschauungsweise, die ihn Gott in der Natur und die Natur in Gott sehen lässt. Diese Vorstellungsart sieht er als den Grund seiner ganzen Existenz. Aus seiner Sicht erscheinen alle Phänomene als untrennbare Teile eines großen kosmischen Ganzen, als verschiedene Manifestationen der gleichen letzten Wirklichkeit. In solcher Erfahrung der Natur besteht für ihn ein enger Zusammenhang zwischen Wissen und Gewissen, Wissenschaft und Ethik, Verstand und Intuition, Denken und Anschauen. Seine Sichtweise der untrennbaren Verkettung von Gott, Natur, Leib und Seele führte ihn auch zur Gleichstellung von Erkenntnisgegenstand (Objekt) und Erkenntnisorgan (Beobachter). So formulierte er: „Wär nicht das Auge sonnenhaft, die Sonne könnt es nie erblicken."

Über die Natur und ihre evolutionäre Kraft

Ein „metaphysisches Agens" nannte der berühmte Philosoph Karl Popper diese jedem Lebewesen innewohnende „Sonne", die die Evolution steuert und immer weiter zu Höherem antreibt. Eine in uns befindliche Kraft der Mitte, die alles Kranke aus sich selbst zu heilen versucht, die es „gut" mit uns meint und grundsätzlich bestrebt ist, uns den Weg zu einem langen, erkenntnisreichen, gesunden, tatkräftigen und freudvollen Leben zu weisen. Entsprechen wir diesem „Evolutionsvorsatz" und folgen ihm, dann leben wir in Einklang mit der Natur und der Idee des Schöpfers. Jedes Zuwiderhandeln gegen die Natur und die ihr innewohnende Vernunft bedeutet demnach einen Verstoß gegen die Gebote der göttlichen Vernunft und eine Verletzung der göttlichen Ordnung. Verstößt der Mensch also gegen diese gottgewollte Harmonie, indem er nicht im Einklang mit den Gesetzen der Natur (der Vernunft) lebt, reagiert die Natur unweigerlich mit Krankheit. Befindlichkeitsstörungen, Symptome und Krankheiten sind Alarmsignale. Es sind Aufforderungen, auf den Weg der Vernunft (der Natur) zurückzukehren, um die Harmonie wiederherzustellen. Diese Selbstheilungskräfte der Natur in uns – die Griechen nannten sie Syneidesis, biologisches Gewissen des Körpers – streben die erneute Versöhnung mit der Natur bzw. mit der Vernunft an, indem die Erkenntnis reift, niemals von ihr getrennt worden zu sein.

Hier liegt der Ansatzpunkt, an dem sich Glaube und Vernunft treffen. Schon die Philosophen der Antike setzten die Natur nicht nur mit den Göttern gleich, sondern auch mit der Vernunft. Natürlich leben bedeutete für sie, vernünftig und damit gottgefällig zu leben und mit dem Herzen dabei zu sein.

Das Spiel des Lebens und seine goldenen Regeln

Der antike Philosoph Hermes Trismegistos erkannte, dass das Geburtsbild eines Menschen sowohl seine Anlagen als auch seinen Lebensplan und seine Lebensaufgaben analog widerspiegelt. Bezieht man diese Erkenntnisse in die praktische Psychologie ein, ergibt sich ein recht effektives Werkzeug zum Verständnis und zur besseren Bewusstheit des individuellen Schicksals. Es eröffnet Einblicke in das eigene Potenzial, in angeborene Qualitäten, Stärken wie Schwächen. Letztlich schafft es ein neues Verständnis vom Leben, indem es zum Beispiel aufzeigt, ob man seine Fähigkeiten und Anlagen entwickelt hat und lebt oder ob man sie ignoriert, gar verdrängt, sodass sie an anderer Stelle in die Sichtbarkeit treten. So können Probleme oder seelische Konflikte in die Außenwelt projiziert werden oder auf körperlicher Ebene in Form einer Krankheit ausgetragen werden. Jede Konfliktkonstellation in der psychischen Struktur eines Menschen findet ihr Analogiebild in der Außenwelt oder innerhalb des Körpers in den Organen, die symbolisch dem seelischen Problem entsprechen.

Nach dieser Sichtweise ist Krankheit der Ausdruck einer natürlichen Aufforderung, bisherige Gewohnheiten, Verhaltensweisen und Maßstäbe einer kritischen Überprüfung zu unterziehen und, falls erforderlich, zu korrigieren. Je mehr seiner Anlagen ein Mensch in seinem Leben in die Tat umsetzt, desto harmonischer wirkt er auf seine Umwelt. Lebt er mit vollem Bewusstsein alle seine Potenziale, befindet er sich in vollkommener Harmonie mit dem Göttlichen an sich.

Findet der Mensch dagegen keinen Zugang zu seinen Anlagen, weil er nichts von ihnen spürt, sie nicht umsetzen kann oder sie verdrängt, begegnen sie ihm in Form von Menschen oder Situationen, die sein Schicksal gestalten. Dies beruht auf Lebensgesetzen, die vor Urzeiten definiert und niedergeschrieben wurden und bis heute Gültigkeit haben.

Prinzipien der Mitte

Das Prinzip des Geistes

Die Quelle des Lebens ist unendlicher Schöpfergeist. Die Schöpfung ist mentaler Natur, der Geist herrscht über die Materie. Alles Geistige und geistig Geschaffene unterliegt ständigem Wandel durch geistiges Wachstum. Es gibt keinen Stillstand, nur ständige Bewegung. Alles so Geschaffene unterliegt unserem bewussten oder unbewussten, letztlich aber freien Willen. Das Bewusstsein bestimmt das Sein. Gedanken sind reine Schöpferkraft. Unsere Vorstellung von dem, was ist, erschafft eine Realität, wobei die Intensität der Zielvorstellung, des inneren Wünschens und Sehnens die treibende Kraft darstellt. Das ausgesprochene Wort ist die Tat der Gedanken, die das Denken zementiert. Jeder Mensch kann darum jederzeit aus der Unwissenheit ins Wissen eintreten und bewusst das Erbe der Vollkommenheit dessen, was ist, annehmen. Dadurch verändert er seine Welt und schafft sie neu.

Das Prinzip von Ursache und Wirkung

Jede Ursache hat eine Wirkung, jede Wirkung eine Ursache. Jede Aktion erzeugt eine bestimmte Energie, die mit gleicher Intensität zum Ausgangspunkt oder zum Erzeuger zurückkehrt. Was wir säen, das ernten wir. Jeder Gedanke, jedes Gefühl, jede Tat ist eine Ursache, die eine Wirkung hat. Es gibt also keine Sünde, keine Schuld, keinen Zufall und kein Glück, sondern nur Ursache und Wirkung, die viele Jahrhunderte und Existenzen auseinanderliegen können und uns so lange immer wieder begegnen, bis sie von uns in Liebe angenommen und aufgelöst worden sind.

Das Prinzip der Entsprechungen oder Analogien

Die Außenwelt ist immer ein Spiegel unseres inneren Bewusstseins. Sind wir in Harmonie mit uns selbst, finden wir gleichermaßen Harmonie in unserer Außenwelt. Verändern wir uns, verändert sich damit auch unsere Realität.

Das Prinzip der Resonanz oder Anziehung

Gleiches zieht Gleiches an und wird durch Gleiches verstärkt. Ungleiche Dinge stoßen einander ab. Negativität zieht Negatives an, Dunkelheit zieht Dunkles an, Hass zieht Hass an, Angst zieht Angst an, Sucht zieht Sucht an, Aggressivität zieht Aggressivität an – und wenn wir nicht innehalten und umkehren, setzen wir eine Spirale nach unten in Gang, die irgendwann nicht mehr zu stoppen ist und zu Depression, Verzweiflung, Unglück und Tod führt. Andererseits können wir durch positives Handeln und Denken eine Aufwärtsspirale in Gang setzen, die wiederum mehr Positives bewirkt.

Das Prinzip von Harmonie, Fülle und Ausgleich

Alles strebt zur Harmonie, zum Ausgleich. Das Stärkere bestimmt das Schwächere und gleicht es sich an. Das Leben besteht aus dem harmonischen Miteinander, dem Geben und Nehmen der Elemente und Kräfte, die in der Schöpfung wirken. Durch Horten und Festhalten entsteht ein Stau, der als Folge eines Irrtums zu Krankheit und Tod führt: Das Leben unterstützt immer das, was Leben fördert. Doch was immer den Lebensfluss blockiert, wird geschwächt und muss gehen, weil es das Leben selbst behindert und infrage stellt. Leben ist gegenseitiger Austausch, immerwährende Bewegung. Indem wir das geben, was wir suchen, lassen wir den Überfluss in unser Leben ein. Indem wir Harmonie, Freude und Liebe geben, erschaffen wir in unserem Leben Glück, Erfolg und Fülle. Von der Fülle des Lebens bekommt man nur so viel, wie man sich selbst der Fülle gegenüber öffnen kann. Der Mensch öffnet sich, indem er alle bewussten und unbewussten Gedanken an Mangel und Begrenzung in sich auflöst, sich von allen alten Begrenzungen trennt und Neues wagt. Wer Fülle nicht lebt, dem bleibt sie versagt.

Das Prinzip von Rhythmus oder Schwingung

Das Leben wird bestimmt durch Rhythmus und Schwingung. Alles fließt hinein und wieder hinaus. Wie unser Atemstrom stetig wie von selbst ein- und ausströmt, so spiegeln sich die Lebensrhythmen auch in der Natur wider. Dabei gibt die Natur auch einen Tages- und Nachtrhythmus vor, von dem sich der Mensch in der heutigen Zeit oft entfernt hat. Durch künstliches Licht, Strom, Heizung und das moderne, technische Leben sind wir nicht mehr abhängig von den ursprünglichen Gegebenheiten. Doch alles ist Schwingung und in ständiger Bewegung. Der Pendelschwung zeigt sich in allem. Das Ausmaß des Schwungs nach rechts entspricht dem Ausmaß des Schwungs nach links. Rhythmus ist ausgleichend und wirkt sich positiv auf das Wohlbefinden und die innere Mitte aus. Lernen wir wieder, dem Tag einen Rhythmus zu geben und aktive Phasen mit Erholungsphasen zum Innehalten abzuwechseln, bleiben wir zentriert und kraftvoll in unserer Mitte.

Das Prinzip von Polarität und Geschlechtlichkeit (Sexualität)

Alles besitzt ein Paar von Gegensätzen. Die Gegensätze sind auf höchster Bewusstseinsebene eins. Jedes Paradoxon soll in Einklang gebracht werden – in die Mitte. Nur so können wir uns der Wahrheit nähern. Alle haben recht. Alles hat seine Berechtigung. Alles ist gut. Alles besitzt männliche und weibliche Elemente. Beides ist eins – das eine ist nicht ohne das andere. In jedem Menschen gibt es männliche und weibliche Aspekte, die gleichermaßen gelebt werden sollten. In den östlichen Kulturen kennen wir diese Zuordnung auch als Yin und Yang. Gelingt es uns, beide Aspekte im Gleichgewicht zu halten, sind wir in unserer Mitte und in Harmonie mit uns und der Welt, wir sind eins.

Das uralte Wissen von der Entfaltung des Lebens

Das *Tattvartha Sutra* wurde vor etwa 1800 Jahren von dem indischen Weisen Umaswami geschrieben und von dem Indologen Hermann Kuhn übersetzt und in den Westen gebracht. Die Übersetzung enthält unter anderem Erkenntnisse von 23 erleuchteten Lehrern der damaligen Zeit. Für die wachsende Zahl an Menschen, die nach Sinn jenseits der materiellen Übersättigung suchen, sind die Kerngedanken dieser Erkenntnisse der Schlüssel zu einer ungeahnten Expansion der persönlichen Realität.

Das Gespür für die Mitte

Unser angeborenes, feines Gespür für die Mitte ist unser Schlüssel für eine dynamische Bewusstseinsentwicklung, an deren Ende die Freiheit von allen Beschränkungen steht. Dieses intuitive Gespür dafür, wie wir unser Bewusstsein optimal entfalten können, ist die Fähigkeit, aus den vielen Handlungsalternativen des Möglichkeitsraums spontan die eine optimale Option auszuwählen, mit der wir der Mitte näher kommen und dort faszinierende Dimensionen unseres Lebens erfahren können.

Vertrauen

Das Vertrauen, dass wir durch unsere Bewusstseinsentfaltung Neues erkennen und bewusst verstehen werden, ist uns eine wertvolle Hilfe. Es schafft Mut, auch die neuen Erkenntnisse in Handlung umzusetzen. Aktivität, Tatkraft und Disziplin sind unverzichtbare Bestandteile dieses Entwicklungsprozesses. Zahlreiche emotionale Bindungen an unerledigte Lebensthemen stehen dem Wachstum zur Mitte entgegen. Wenn wir diese Themen nicht durch praktische Handlung bearbeiten, werden sie uns immer wieder blockieren. Bereits jetzt tragen wir die Fähigkeit in uns, uns von einschränkenden Einflüssen zu befreien. Je nachdem, wie groß unser Einsatz ist, werden alle Beschränkungen, Einengungen, Blockaden und Grenzen unseres Bewusstseins nach und nach fortfallen, wenn wir unseren Fokus auf Wachstum und damit auf die Erfahrung umfassenderer Bewusstseinszustände richten. Selbst wenn die Momente der Klarheit anfangs nur flüchtig sind, sollten wir sie aktiv immer wieder visualisieren, das heißt unsere Energie bewusst in dieses Projekt investieren, bei dem wir in unbekannte Bereiche unseres Lebens hineingehen. Es bedeutet, grundlegend darauf zu vertrauen, dass uns dieses Vorhaben bereichert und dass wir uns selbst zeigen können, was in uns steckt.

Expedition in unbekannte Dimensionen der Realität

Der Berg mit den 14 Stufen (Gunasthanas)

Dieses Modell fasst die Möglichkeiten echten spirituellen Wachstums sehr konkret zusammen. Auch wenn ich selbst bislang nur vage Einblicke in die oberen Stufen haben durfte, nehme ich mir die Freiheit, sie getreu der Übersetzung von Hermann Kuhn zusammengefasst weiterzugeben.

Entwicklungsstufen 1 – 4

- Auf Stufe 0 sind wir in einem Loch und wissen nichts von der Welt und dem Berg über uns außer dem, was uns die Boulevardpresse täglich serviert. Interesse, Neugier oder Fragen sind nicht vorhanden.
- Auf Stufe 1 stehen wir vor dem Berg und staunen, dass es zwischen Himmel und Erde etwas gibt, das wir so noch nicht kennen. Neugierde ist da – zu erfahren, wie die Welt wohl von dort oben aussieht. Auf dieser Stufe sind wir tief in unsere Gefühle, Sehnsüchte und Aktivitäten verstrickt. Dennoch haben wir flüchtige Momente, in denen wir für kurze Augenblicke aus einem tagtraumähnlichen Zustand erwachen.
- In solch einem Moment sind wir von Stufe 1 auf Stufe 4 gesprungen. Wir haben einen klaren Einblick in die Funktionsweise der Realität. Anfangs sind diese Momente der Klarheit nur flüchtig. Wenn wir jedoch beginnen, unsere Aufmerksamkeit auf sie zu richten, werden sie länger und wir können sie klarer wahrnehmen, bevor wir wieder über Stufe 3 (klarer Einblick vermischt mit Täuschung) und Stufe 2 (nur noch vage Erinnerung an den klaren Einblick) auf Stufe 1 zurückfallen.
- Wir wechseln nun zwischen klarem Einblick und den Täuschungen und Vorurteilen der Stufe 1 hin und her. Auf Stufe 3 können wir die Entscheidung treffen, wirklich weitergehen und wachsen zu wollen. Entscheiden wir uns für das Wachstum, gelingt es uns häufiger, uns aus dem Nebel der hypnotischen Umhüllungen und emotionalen Verstrickungen der Stufe 1 zu befreien. Je nach der Stärke der Emotionen, die uns auf die unterste Stufe ziehen, müssen wir sie als Ansporn nehmen

und unseren Aufwand verstärken, um Stufe 4 zu stabilisieren. Abhängig von der Ernsthaftigkeit unseres Interesses und der Energie, mit der wir Ebene 4 fokussieren (zum Beispiel einen Zettel mit einer 4 an jeder Tür anbringen), kann es 6 bis 12 Monate dauern, bis wir diese Stufe in eine stabile Phase gebracht haben.

Entwicklungsstufen 5 – 6

- Auf Stufe 4 haben wir einen klaren Einblick in die Mechanismen der Welt und einen recht guten Überblick über die Dinge erlangt, die unser Leben bisher bestimmt haben. Dennoch gewinnen diese Erkenntnisse erst an Bedeutung, wenn wir sie in Handlung umsetzen. Die stabile Selbstzufriedenheit, in die wir auf Stufe 4 leicht verfallen, wird nun herausgefordert durch Mut zur Tatkraft. Aktivität ist der Schlüssel, der unsere Entwicklung zu höheren Bewusstseinsdimensionen in Gang setzt.
- Wir erklimmen Stufe 5 in dem Moment, in dem wir unsere Erkenntnisse in Handlung umsetzen. Wir wissen nicht nur, was wir tun müssen, sondern tun es. Wir wissen, dass wir unsere Handlungen und Emotionen ändern müssen, und tun es. Wir reden nicht mehr darüber, dass wir mit Sport anfangen oder mit dem Rauchen aufhören wollen, sondern tun es. Wir reden nicht über Meditation, sondern wir meditieren.
- Stufe 6 ist unser langersehnter Durchbruch in konkretes, höheres Erleben und Verstehen. Wir tauchen ein in eine Intensität und Lebendigkeit der Gegenwart, wie wir sie bisher nicht erlebt haben. Mit erlösender Klarheit erkennen wir die eingefahrenen Überzeugungen, Glaubenssätze und Muster unserer Vergangenheit ebenso wie all die Befürchtungen, die wir auf die Zukunft projizieren. Die Unmittelbarkeit, mit der wir die tief verwurzelten Muster in unserem Inneren wahrnehmen, befähigt uns, diese Einengungen grundlegend zu durchbrechen.

Entwicklungsstufen 7 – 14

- Ab Ebene 7 stellen wir uns gezielt den verbliebenen Ängsten und Anhaftungen. Der Weg ist dort, wo die Angst ist – gehen wir ihn, verbrennen wir Karma und befreien uns von seinen Einschränkungen. Je höher wir steigen, desto leichter wird unser Rucksack. Der Überblick über die Welt erweitert sich mit jeder Stufe, die wir nun leichter erklimmen.

- Bei Hermann Kuhn heißt es: „Neue, uns bis zu diesem Zeitpunkt unbekannte Fähigkeiten beginnen wir zu erkennen. Da sich neben dem Karma mit jeder weiteren Stufe alte Muster und Überzeugungen auflösen, sehen wir die Dinge immer klarer so, wie sie wirklich sind. Maya, Täuschung, nimmt in gleichem Maße ab."
- Durch das Auflösen der letzten karmischen Beschränkungen, die Täuschung hervorrufen, nähern wir uns der Freiheit der Stufe 13. Hier umfasst unser Bewusstsein nun die Gesamtheit allen Wissens (*Kevali* = Allwissenheit).
- Auf Stufe 14 trennen wir uns von den letzten noch vorhandenen Sehnsüchten und befreien uns auch auf der körperlichen Ebene von den letzten Einschränkungen. Mit der vollkommenen, endgültigen Freiheit nehmen wir unser großes, majestätisches Selbst wieder an, bereichert durch unsere Erfahrungen, die wir in den begrenzten und vom wahren Sein getrennten Umständen freiwillig sammeln durften. In diesem Moment, in dem wir die endgültige Erfahrung erreichen, werden wir wieder zu dem, was wir niemals wirklich verloren haben – reines, uneingeschränktes Bewusstsein. Als erleuchtetes Wesen erfahren wir jetzt unsere ureigene Natur – unbegrenzte Erkenntnis, unbegrenzte Liebe, unbegrenztes Wissen, unbegrenzte Macht und unendliche Seligkeit.

Wir erfahren den materiellen Aspekt des Lebens mehr und mehr als bloßen Teilbereich. Sein Einfluss auf unsere Entwicklung verliert an Bedeutung. Wir müssen nichts aufgeben, stimmen aber der abnehmenden Bedeutung materieller Faktoren für unseren Weg zu.

Auf den Punkt gebracht

Das Leben verläuft nach geistigen Gesetzen. Das Wissen um diese Gesetzmäßigkeiten liefert uns den Schlüssel zu mehr Bewusstsein und damit zu Wachstum.

Wir können unser spirituelles Wachstum in verschiedene Stufen unterteilen. Je höher wir auf dem Berg stehen, desto näher sind wir dem Himmel und desto weiter ist der Überblick. Ab Ebene 5 nehmen wir uns nicht mehr nur vor zu meditieren, zu joggen oder mit dem Rauchen aufzuhören, sondern wir tun es. Ab Ebene 7 gehen wir den direkten Weg der sich uns stellenden Herausforderungen und weichen nicht mehr aus. Spätestens ab den Ebenen 8 und 9 löst sich jede Form von Begierde, Sehnsüchten und Wünschen auf und wir beginnen, alles so anzunehmen, wie es ist, da wir die Verbundenheit allen Seins wahrhaftig in uns spüren.

Praktischer Tipp

Die Yogahaltung „Der Baum" schult die Standsicherheit, das Gleichgewicht und die Konzentration.

- Stellen Sie sich auf ein Bein und legen Sie die Fußsohle des anderen Beins seitlich an den Oberschenkel des gehobenen Beins. Die Hände liegen mit aneinandergelegten Handflächen vor dem Brustbein.

- Stellen Sie sich nun vor, Sie seien ein Baum, der tiefe Wurzeln in der Erde hat.

- Verweilen Sie mehrere Atemzüge in der Haltung und wechseln Sie dann die Seite.

- Wenn Sie sehr sicher stehen, schließen Sie die Augen und versuchen Sie, das Gleichgewicht zu halten.

9
Buddhismus und Medizin

> Wir sind, was wir denken. Alles, was wir sind, entsteht durch unsere Gedanken. Mit unseren Gedanken gestalten wir die Welt.
>
> BUDDHA

Der Buddhismus ist eine mehrere tausend Jahre alte Weisheitslehre, die den Weg aus dem Leid zum Glück beschreibt, ohne dabei zu verheimlichen, dass bereits der Weg das Ziel und damit das Glück zugleich sein darf. Wir können uns von den sanften Worten und Schriften berühren lassen und sie als Wegweiser für unser Leben benutzen, müssen deshalb aber nicht zum Buddhismus konvertieren.

Sein wertvolles, zum Teil ganz einfaches Gedankengut kann uns als Werkzeug dienen, um das, was gerade ansteht, besser meistern zu können – Hinweise und Wahrheiten, die unser Denken und Handeln so veredeln, dass wir weniger Leid, dafür aber mehr Freiheit, Erleichterung, Gelassenheit und Glück finden.

Die Freiheit des Buddhismus

Im 7. Jahrhundert bestand ein reger Austausch Tibets mit den Nachbarkulturen in China, Indien, Nepal, den Oasenstädten Zentralasiens, den westlichen Regionen der Hochebene und Persien. Den größten Eindruck in allen Bereichen der tibetischen Kultur aber hat der Buddhismus hinterlassen, der sich aus Indien, China und Zentralasien verbreitet hat. Mit dem Buddhismus wurde auch die damit verbundene Medizin in andere Regionen der Welt getragen. Gerade diese enge Verbindung von Medizin und spirituellem Kern macht die tibetische Medizin zu einer so einzigartigen Erscheinung.

Zu seinen Lebzeiten war Buddha als „der große Arzt" bekannt. Der frühe indische Buddhismus nannte ihn auch „König der Heiler". Seine gesamte Lehre dreht sich um die Frage, wie das Leiden zu verhindern oder zu überwinden ist. Die Medizin, die Buddha verordnet, damit wir unser Leiden und unsere Verblendung überwinden, ist seine Lehre, der Dharma. Doch geht es im Buddhismus nicht um Glauben im westlichen Sinne, sondern um Entwicklung, und zwar um eine eigenverantwortliche Entwicklung hin zu einem „besseren" Menschen. Das Ziel ist die Förderung und Entwicklung unseres Potenzials an Freude, Weisheit, Furchtlosigkeit, Vernunft, Liebe und tatkräftigem Mitgefühl.

Universeller Geist und menschliches Bewusstsein

Der Kern der Lehre Buddhas beinhaltet das Annehmen und die Umwandlung lebenseinschränkender Verhaltensweisen sowie die Kultivierung einer empathischen Grundhaltung und altruistischer Ideale. Das Attraktive ist vielleicht auch, dass Buddha und die nachfolgenden Meister nicht nur ein Ziel, sondern auch einen praktikablen Weg dorthin anboten.

Der Buddhismus ist in großen Teilen gesunder Menschenverstand, Erkenntnislehre und darüber hinaus eine ganzheitliche Methode, mit dem eigenen Geist zu arbeiten. Letztlich geht es um die völlige Entwicklung des uns innewohnenden Potenzials an Weisheit, Freude, Furchtlosigkeit und Tatkraft und die Auflösung unserer Unwissenheit. Buddha ist Vorbild und Lehrer, kein Gott. Der Geist aller Menschen ist gleich, egal ob sie Tibeter, Inuit, indigene Völker oder Europäer sind, egal ob sie Buddhisten sind oder nicht. Deswegen wird der Buddhismus auch in fast allen Kulturen erfolgreich praktiziert – es sei denn, die lokale Kultur hat etwas gegen die freie Auswahl geistiger Inhalte.

Die Lehre Buddhas, die zum kritischen Ausprobieren ermuntert, kennt keinen Schöpfer, keine Erbsünde, keine Seele. Stattdessen spricht sie von einem Kreislauf von Wiedergeburten, den man durch gute Taten und Gedanken zumindest positiv beeinflussen kann, bevor dem Erleuchteten das Verlöschen winkt, das Nirwana.

> Lebe ein gutes und ehrbares Leben. Wenn du älter bist und zurückschaust, wirst du es noch einmal genießen können.
>
> Dalai Lama

Die vier Edlen Wahrheiten auf dem Weg zu einer starken Mitte

Das disziplinierte Befolgen goldener Lebensregeln des Buddhismus wird Momente der Klarheit spürbar werden lassen, die es ermöglichen, das Leben expansiv nach eigenen Vorstellungen zu gestalten und scheinbar Unmögliches möglich werden zu lassen. Zentrale Regeln sind die vier Edlen Wahrheiten:

1. Alles, was ist, ist unbeständig, einer permanenten Wandlung unterworfen und schließlich vergänglich. Die Erfahrung der Vergänglichkeit ist immer wieder schmerzvoll und führt zu Leid (körperliches und seelisches Leiden = Krankheit). Das Verständnis, die Akzeptanz und die Meisterung der oftmals leidvollen Herausforderungen des Lebens ermöglichen Weiterentwicklung und Wachstum. Leben bedeutet, das Wechselspiel zwischen Glück und Leiden auszuhalten, es zu akzeptieren, zu achten und sich nicht gegen den Fluss zu stemmen.

2. Die Hauptursache des Leids ist die Begierde, das heißt die Anhaftung an Dingen, die der Vergänglichkeit unterworfen und damit nicht festzuhalten sind. Das „Habenwollen" bzw. die Nichterfüllung von Wünschen und Bedürfnissen ist schmerzvoll und schafft Leiden. Die Unwissenheit über diese das Leid verursachenden Zusammenhänge wirkt der Auflösung des Leids entgegen und verhindert gleichzeitig tiefe Einblicke in die Wirkungsweise und Zusammenhänge der Realität. Innere Leere, Disharmonie und Frustration sind das Resultat. Das Festhalten an der Vorstellung eines beständigen, von allem anderen getrennt existierenden Ichs ist die grundlegende Verblendung, aus der alle anderen Ver-

blendungen hervorgehen. Nach der buddhistischen Philosophie, Psychologie und Medizin ist dieses Festhalten am Ego der Grund für alles Leiden und alle Krankheiten.

3. Der buddhistischen Tradition entsprechend strebt der Tibeter nicht nach materiellen Dingen, sondern nach einer Befreiung von materiellen Anhaftungen, da sie ihm die Wahrnehmung der Wirklichkeit verstellen und ein Leben im Hier und Jetzt blockieren. Durch die Identifizierung mit seinen Wünschen und Begierden erlebt der Mensch der heutigen Zeit auf unbewusster Ebene eine Trennung von seinem wirklichen Sein. Sein Blick wird vernebelt und er erkennt nicht mehr, was er wirklich will und braucht. Er sieht seine Talente und Potenziale nicht und erlebt eine innere Leere, die er mit dem Einverleiben irdischer Besitztümer zu füllen versucht. Das führt auf oberflächlicher Ebene zu einer scheinbaren Befriedigung, vergrößert aber in Wahrheit die Kluft zwischen der oberflächlichen Scheinwelt und dem wahren Sein. Das Leid ist durch einen wachen Geist auflösbar.

4. Der Weg zur Befreiung ist der sogenannte Achtfache Pfad, der aus dem Praktizieren von Freigebigkeit, Sittlichkeit, Geduld, Anstrengung, Mitgefühl, Dankbarkeit, Konzentration und Weisheit besteht. Der Begriff „Pfad" ist nicht im Sinne eines linearen Fortschreitens von Stufe zu Stufe gemeint: Alle Komponenten sind von gleicher Wichtigkeit und sollten daher immer gleichzeitig geübt werden, auch wenn dies unterschiedlich gut gelingt.

In dem Maße, in dem ich in meinem Leben die Liebe in Gedanken, Worten und Taten verkörpert habe, habe ich den Frieden erfahren, der alle Vernunft übersteigt. Viele meiner Freunde waren verblüfft, wenn sie meinen inneren Frieden wahrnahmen, und sie beneideten mich darum und fragten mich, wie ich zu diesem kostbaren Besitz gekommen sei. Ich konnte dazu nichts anderes sagen, als dass, wenn meine Freunde diesen Frieden in mir entdeckten, es daran lag, dass ich versuchte, diesem, dem höchsten Gesetz unseres Seins zu gehorchen.

Mahatma Gandhi

Die Qualitäten der Urmaterie

Die drei Gunas

Sehr wichtig in der Betrachtung unserer Möglichkeiten sind die drei Gunas, die mit den drei tibetischen Energieprinzipien verwandt sind. Gunas nennt man nach dem philosophischen Konzept der indischen Samkhya-Philosophie die Kräfte, aus denen die Urmaterie zusammengesetzt ist:

- **Tamas** (Trägheit, Dunkelheit, Chaos)
- **Rajas** (Rastlosigkeit, Bewegung)
- **Sattva** (Klarheit, Güte, Harmonie)

Nach der Lehre der Gunas ist die Natur des Menschen aus diesen drei Qualitäten gebildet, die immer wirksam sind. Die Mischung der Kräfte ist verschieden. Dabei kann eine Kraft in einem Menschen besonders ausgebildet sein, jedoch sind auch die beiden anderen Kräfte immer vorhanden. So finden sich in einem Menschen, der gänzlich von Tamas beherrscht wird, also von Trägheit und geistiger Dunkelheit, immer auch Spuren von Rajas und Sattva.

Tamas ist Dunkelheit und Trägheit. Tamas ist schwer, verwirrend und hemmend und die Ursache dafür, dass die Dinge fallen und sich gegenseitig verdecken. Es bewirkt, dass die Organe schwerfällig werden, erschwert die Erkenntnis und gehört zur Unreinheit. Überwiegt im Ichbewusstsein Tamas, nennt man es den „Ursprung der Elemente", denn die Finsternis, die diese Erscheinungsform kennzeichnet, ist dumpf und ungeistig. Herrscht bei den psychischen Zuständen Tamas vor, erscheinen sie in ihrer verblendeten und unreinen Erscheinungsform. Eine Beherrschung von Rajas – Begehren und Leidenschaft – durch strenge Disziplin birgt die Gefahr, dass sich neben einem stillen Frieden die Kräfte der Trägheit (Tamas) ausbilden und die positiven Kräfte der Dynamik verloren gehen.

Rajas ist die Leidenschaft und stellt das dynamische und kämpferische Element dar. Es verursacht jede Art von Bewegung und veranlasst im Körper die Tätigkeit der auf Stress reagierenden Organe. Auf diese Weise wirkt Rajas antreibend und betrübend. Es gehört zur Unreinheit. Überwiegt Rajas, wird es „das Glutreiche“ genannt. Die Samkhya-Philosophie sagt, dass diese Menschen generell unter dem Bann der Leidenschaft stehen.

Sattva verkörpert Reinheit und Ausgeglichenheit. Es wird als der höchste der drei Gunas betrachtet, da es einem Menschen Wahrhaftigkeit und Weisheit und einem Ding Reinheit verleiht. Mit Sattva ist die Farbe Weiß verbunden. Es ist leicht und erhellend, verursacht das Aufwärtsstreben in den Dingen und die Regsamkeit der Organe. Sattva vertreibt das Dunkel und ermöglicht Erkenntnis. Herrscht bei den psychischen Zuständen Sattva vor, erscheinen sie in ihrer guten Erscheinungsform. Sattva führt zu Erkenntnis und Erlösung. Überwiegt es im Ichbewusstsein, das Helligkeit und Klarheit und damit Erkenntnisfähigkeit verkörpert, wird es das „auf Umgestaltung Beruhende“ genannt. Sattva herrscht bei den Göttern vor und wirkt erfreuend.

Eine wirkliche Beeinflussung der Gunas kann nur durch die Erfahrung der eigenen Positionierung als stiller Beobachter geschehen. Nur so kann man erfahren, wie die „Wellen“ der Gunas auf- und absteigen, und lernen, die eigene Natur zu verstehen.

Die Heilkraft von Sattva

Neben anderen Schriften des Hinduismus geht auch die *Bhagavadgita* in Kapitel 17 und 18 ausführlich auf die Gunas ein und beschreibt ihre elementare Bedeutung für das Denken und Handeln des Menschen. Sie nennt unter anderem drei Arten des Glaubens, des Opfers, der Buße oder Askese sowie drei Arten der Barmherzigkeit beim Spenden von Gaben.

Die drei Arten der Askese

- Wenn die Übung um ihrer selbst willen ausgeübt wird, ohne Gedanken an eine Belohnung, herrscht Sattva vor.
- Rajas herrscht dagegen vor, wenn man mit der Übung nur Ehre erlangen will oder sich heuchlerisch kasteit.
- Tamas dominiert, wenn die Übung um einer törichten, falschen Idee willen mit großer Mühe für den Übenden oder in der Absicht, einem anderen Menschen zu schaden, unternommen wird.

Die drei Arten von Gaben

- Die Spende ist von der Art des Sattva, wenn die Barmherzigkeit würdigen Menschen (z. B. Armen, Waisen) zugutekommt und dies am rechten Ort und zur rechten Zeit geschieht.
- Die Gabe ist von der Art des Rajas, wenn sie in der Erwartung von Gegenleistungen oder um einer Belohnung willen getätigt wird.
- Das Geben ist von der Art des Tamas, wenn Ort und Zeit ungeeignet sind, wenn die Motive unrein oder schlecht sind und wenn mit Geringschätzung gegeben wird.

Auf den Punkt gebracht

Wir sind hin- und hergeworfen zwischen Unruhe und Überaktivität (Rajas) auf der einen und Dumpfheit und Trägheit (Tamas) auf der anderen Seite. Dazwischen liegen Momente der Klarheit und verfeinerten Bewusstheit (Sattva). Diese Augenblicke sind erfrischende Berührungen von oft außergewöhnlicher Tiefe und äußerst großer Heilkraft.

Praktischer Tipp

Für mehr Energie und Zentrierung in der Körpermitte können Sie folgende Übung nutzen:

- Stellen Sie sich entspannt auf den Boden und schließen Sie die Augen. Stellen Sie sich eine wunderschöne, strahlend helle Sonne vor, von deren Schönheit Sie ganz verzaubert sind. Öffnen Sie nun die Arme nach vorne und versuchen Sie, die Sonne zu umfassen. Bewegen Sie dann langsam die Arme auf den Bauch zu und schieben Sie in der Vorstellung die Sonne in den Bauch hinein. Nehmen Sie dabei bewusst das Licht, die Kraft, die Wärme und die Liebe in sich auf. Lassen Sie im Anschluss die Hände auf dem Bauch liegen und spüren Sie der Wärme und Energie nach.

- Lassen Sie Licht, Wärme und Kraft durch Ihren Körper wandern und spüren Sie: Licht, Wärme und Kraft durchströmen meinen Körper vom Scheitel bis zur Sohle.

10
Mitgefühl als Weg zur Mitte

Das Ausmaß des Leids erkennen

> Die Liebe ist die Mitte von allem: im Menschen wie im Wirken Gottes. Und von der Mitte her breitet sie sich aus wie eine Flamme. Wer sich die Liebe ganz zu eigen macht, der wird in keiner Richtung fehlgehen. Denn die Liebe ist in der Mitte von allem. Sie übertreibt und vernachlässigt nichts, sie weicht nicht aus und verliert nichts. Sie ist und bleibt der Kern unseres Daseins. Sie ist die Seele und das Auge. Sie rundet den Lauf der Welt und verwirklicht das Gute.
>
> Hildegard von Bingen

Alle Menschen haben das natürliche Verlangen, glücklich zu sein, und den Wunsch, kein Leid zu erfahren. Doch unsere komplizierte menschliche Natur und die Summe all unserer Erfahrungen bergen noch ganz andere Möglichkeiten in sich. Denken wir nur an die neunzig Prozent ungenutzter Hirnkapazität. So machen wir einerseits Erfahrungen, die mit unserem Körper verbunden sind und hauptsächlich durch unsere Sinnesorgane zustande kommen, und andererseits Erfahrungen, die sich eher auf das beziehen, was man als Bewusstsein oder Geist bezeichnen kann. Auf der Ebene der physischen Erfahrung besteht zwischen uns und anderen Lebewesen kein großer Unterschied. Aber wir Menschen können uns durch unsere kraftvollen geistigen Erfahrungen in Form von Gedanken, Emotionen und Reflexionen in besonderer Weise selbst erfahren. So entsteht unser reales

Leben dort, wo unsere Sinne uns berühren und Erfahrung ermöglichen. Die Sinne sind also ein Geschenk, das einzigartiges Wahrnehmen aus unterschiedlichsten Standpunkten ermöglicht.

Glück und Leid aus buddhistischer Sicht

Der buddhistischen Philosophie zufolge entstehen Gedanken und Emotionen großenteils aufgrund von früheren Gewohnheiten und von Karma. Aus beidem gehen die gedanklichen und emotionalen Tendenzen hervor, die unweigerlich zu Problemen und Krisen, zu Leid und Elend führen, wenn wir sie ungeprüft und ungezügelt realisieren. Indem wir uns stattdessen geistige Disziplin zu eigen machen, stärken wir das entsprechende Gegenmittel: Liebe in Form von Mitgefühl.

Mantras wie „Möge keine Wut in mir aufflammen" oder „Möge ich von Hass frei sein", wie sie besonders von den Tibetern verwendet werden, können hilfreich sein. Doch allein damit wird es nicht gelingen, ein Bewusstsein für die ursächlichen Tendenzen in uns zu erlangen.

Der Dalai Lama betont in dieser Hinsicht immer wieder, dass wir uns Mühe geben müssen, ganz bewusst eine geistige Disziplin einzuhalten, die überall in unserem Leben zur Anwendung kommt. Die bloße Einsicht in diese Notwendigkeit reicht nicht aus, genauso wenig wie der schlichte Wunsch, über mehr Liebe und Mitgefühl zu verfügen. Unablässig und immer wieder aufs Neue müssen wir uns aus seiner Sicht bemühen, unsere positiven Seiten weiterzuentwickeln. Viele tiefgründige Ebenen spiritueller Verwirklichung sind das Ergebnis von Wissen, Einsicht, Verständnis und Mitgefühl und damit der Schlüssel zur persönlichen Selbstvervollkommnung.

Schmerz und Bewusstsein

> Der Schmerz ist ein heiliger Engel und durch ihn sind die Menschen größer geworden als durch alle Freuden der Welt.
>
> ADALBERT STIFTER

Wir alle kennen Schmerz in irgendeiner seiner vielfältigen Formen. Für viele beginnt das Leben mit Schmerz, ebenso wie es in Schmerz enden kann. Es scheint, als wäre er ein treuer Begleiter unseres Lebensweges. Manchmal ergreift er uns als leiblicher Schmerz überraschend, manchmal laut warnend und zwickend, manchmal leise dumpf und mahnend, manchmal überwältigend und niederreißend. Die Begegnung mit Schuld und Versagen, mit eigenen Fehlern und Versäumnissen, die erschütternde Stimme des Gewissens, die aufwühlende Einsicht in die unausweichliche Notwendigkeit der Selbstveränderung – all dies sind Ausdrucksformen einer Art von Erkenntnisschmerz.

Schmerz ist immer ein tiefes, seelisches Erleben, das unser ganzes Wesen anspricht. Er ergreift und formt unsere Seele in unterschiedlichen Varianten. Eine seiner Eigentümlichkeiten besteht darin, dass er uns physisch an die Gegenwart bindet, während er uns psychisch oft mit der Vergangenheit konfrontiert. Auf geistiger Ebene fordert er uns auf, die Zukunft zu verändern. Durch den Schmerz ist das Bewusstsein plötzlich auf einen Teilbereich ausgerichtet, dem es zuvor keine Aufmerksamkeit geschenkt hat. Schmerz führt demnach zu erhöhter Bewusstheit und ist ein ganz individuelles Wahrnehmen und Selbsterkennen höchsten Grades. Er gibt uns die Möglichkeit, seinen Ursprung zu reflektieren und ihn in einen größeren Lebens- und Sinnzusammenhang zu integrieren, anzunehmen und dadurch zu bewältigen. Auch wenn dies dem Betroffenen unter dem erstickenden Eindruck der Sinnlosigkeit kaum hilft, macht die Einordnung des Geschehens – eventuell mithilfe des Arztes oder einer anderen qualifizierten Person – aus dem Leid doch eine Botschaft, die ihm einen übergeordneten Sinn verleiht.

So wird das Bewusstsein unweigerlich die Erkenntnis gewinnen, dass Leben Sterben bedeutet, Besitzen zugleich Verlieren und dass selbst die Gegenwart bereits den Abschied in sich trägt. Selbst Glück kann nur vor dem Hintergrund von Schmerz und Leid erfahren werden. Das lässt aber auch erkennen, dass wiederum Sterben Leben bedeutet und dass sich im Schmerz die Kraft der Erkenntnis, der Wandlung und des Glücks verbirgt. Daher ist mit jedem Schmerzerleben ein tiefer Sinn verbunden: Lerne und erkenne dich selbst durch Leid. Das Helfende kann für einen Leidenden gerade in diesem Schmerzerlebnis liegen. Der Schmerz wird so zu einem weisen Lehrer. Und er lehrt noch etwas: Nur wer Leid kennt, kann Mitgefühl für andere aufbringen. Das Mitgefühl wiederum ist es, was den Menschen über sich hinaus erhebt.

> Nur wer Leid kennt, wird ein Mitfühlender anderer, denn Mitgefühl wird aus dem Leid geboren.
>
> Dalai Lama

Das Selbstbild

Das Bild, das wir von uns haben, wird durch das Urteil geprägt, das wir in jedem Moment über uns selbst fällen. Klopfen wir uns innerlich auf die Schulter und haben wir das Gefühl, am richtigen Platz zu stehen und dort das zu uns Passende zu tun, dann spiegelt sich dies in einer stabilen Mitte wider. Treffen wir gern Verabredungen mit uns selbst und sind wir es uns wert, uns schöne Momente und Dinge zu gönnen, zeigt dies eine innere Fülle und ein gesundes Selbstbild. Ärgern wir uns jedoch oft über uns selbst und nehmen unsere Programmierungen des Mangels überhand, dann reißt uns das weit aus der Mitte heraus.

Wir dürfen voller Vertrauen darauf bauen, dass jeder von uns eine einzigartige Identität besitzt, die sich in all unserem Tun ausdrückt. Die Einzigartigkeit jedes einzelnen Menschen wird noch ausgeprägter, wenn sich die noch verborgenen Fähigkeiten entfalten. Die Erweiterung des Repertoires an Erkenntnis, Gefühlen und Verhaltensweisen, die Vertiefung des Gewahrseins seiner selbst, die Kreativität und der Ausdruck des menschlichen Willens zeugen von unvorstellbaren Möglichkeiten menschlicher Potenz.

Dazu kommen die faszinierenden Formen der Verwirklichung einer Identität jenseits des normalen Selbstbewusstseins, wie sie in allen Kulturen weltweit zu finden sind. Menschen unterschiedlichster Weltanschauungen beschreiben, dass eine solche Identität das Gefühl des Getrenntseins von anderen mindert, gleichzeitig jedoch eine stärkere Persönlichkeit verleiht. Man ist mächtiger, selbstständiger und unabhängiger. Diese einzigartige Erfahrung bewirkt charakteristischerweise ein Zusammenströmen von Freiheit und Sicherheit. Wir verfügen über ein immenses Wachstumspotenzial, das wir auf der Grundlage von Freiheit und Sicherheit abrufen können. Keine andere Kultur hat jemals so viel frei verfügbares Wissen über die Transformationsfähigkeit der menschlichen Natur besessen.

Wir sind mehr, als wir zu sein glauben, und können uns viel weiter entwickeln, als wir es im Moment vielleicht für möglich halten. Vieles deutet darauf hin, dass wir Menschen im Westen das uns geschenkte Leben bislang nur zum Teil leben. Der wachsende Kontakt zu anderen Kulturen zeigt uns in zunehmendem Maße, dass fremde soziale Gemeinschaften mit ihrem Leben ganz anders umgehen und teilweise ganz unterschiedliche menschliche Eigenschaften verstärkt entwickelt haben, während sie andere vernachlässigt oder unterdrückt haben. Diese Beobachtung gibt Anlass zur Hoffnung, dass wir alle noch über ein erhebliches Wachstumspotenzial verfügen.

Dies lässt sich noch um ein Vielfaches erweitern, wenn man sogenannte übersinnliche oder paranormale Fähigkeiten wie Telepathie, Fremdsuggestion, Geistheilung, Hellsichtigkeit und andere außergewöhnliche Formen der Wahrnehmung und der Kommunikation mit anderen Wirklichkeiten miteinbezieht.

Einfühlsames Herz

Die grundlegende Bedeutung von Mitgefühl für den Weg zurück zur Mitte kann nicht oft genug betont werden. Es sollte der Wunsch eines jeden Menschen sein, dass andere frei von Leid sein mögen. Darauf weist der Dalai Lama zu Recht immer wieder hin. Mitgefühl ist eine der tragenden

Säulen des Buddhismus und findet in zahllosen Mantras immer wieder Ausdruck.

Mitgefühl motiviert und inspiriert uns zur Ausübung der heilsamen Praktiken, die uns von Leid befreien. Daher sollten wir mit großem Eifer versuchen, echtes Mitgefühl zu entwickeln. In einem ersten Schritt auf dem Weg zu einem mitfühlenden Herzen müssen wir Einfühlungsvermögen entwickeln, Nähe zu anderen Menschen. Außerdem müssen wir erkennen, wie schwerwiegend ihre Not und ihr Leid sind. Je näher wir uns einem Menschen fühlen, desto unerträglicher finden wir es, wenn der oder die Betreffende leidet. Dabei geht es um Verantwortungsgefühl, um das Gefühl, sich um einen anderen Menschen zu kümmern und so Nähe entstehen zu lassen. Jeder weiß, wie wohltuend es ist, für das Wohl anderer zu sorgen, da es uns innerlich glücklich und zufrieden macht. Dabei sollte uns auch klar werden, wie sehr andere uns respektieren und mögen, wenn wir ihnen mit dieser Einstellung begegnen.

Zugleich sollten wir uns darauf besinnen, welche Mängel dem Egoismus anhaften. Aus Egoismus handeln wir zum Nachteil der anderen und er bringt es mit sich, dass unser Glück und unser Wohlstand möglicherweise stärker auf Kosten der weniger Glücklichen auf dieser Welt gehen, als wir wahrhaben wollen.

Vom Glück anderer

Unser Glück und unser Wohlergehen verdanken wir zu einem mehr oder weniger großen Teil anderen Menschen, auch wenn uns das nicht bewusst ist. Wenn wir uns die Häuser anschauen, in denen wir leben und arbeiten, die Straßen, die wir befahren, die Kleidung, die wir tragen, oder die Nahrung, die wir zu uns nehmen, so müssen wir einräumen, dass uns all das von anderen Menschen zur Verfügung gestellt wird. Ohne die Güte vieler uns unbekannter Menschen hätten wir alle diese Dinge nicht zur Verfügung, könnten wir sie nicht nutzen.

Würde man die Erde in zwei Hälften teilen, würde man nach kürzester Zeit feststellen, dass keine der beiden Hälften ohne die jeweils andere Hälfte so weiterleben und sich weiterentwickeln kann wie bisher. Wir sind über ein unsichtbares Feld alle miteinander verbunden. Nichts, was wir tun, bleibt ohne Auswirkungen auf alles andere. Jeder Einzelne und mehr noch jede Gruppe von Menschen hat die Möglichkeit, das Bewusstsein anderer zu beeinflussen. Deshalb sind wir alle aufgerufen, an der Veränderung des neuen, sich immer schneller entwickelnden globalen Bewusstseins in positiver, das heißt bewussterer Weise mitzuwirken.

Die globale Vernetzung über Telefon und Internet spiegelt auf einer äußeren Ebene wider, wie stark alle Menschen miteinander verbunden sind. Per E-Mail können wir Kontakt zu Höhlenbewohnern in Tibet, Gurus in Indien oder Schamanen in Sibirien aufnehmen. Das Bewusstsein der unsichtbaren und jetzt auch sichtbaren Vernetzung steigert unsere Bewusstheit und damit auch unsere Wertschätzung für andere Menschen. Unser Einfühlungsvermögen nimmt zu und wir fühlen uns ihnen näher und stärker verbunden, so wie wir auf der entsprechenden Bewusstseinsebene alle eins sind.

Wenn wir uns unserer Verbindung untereinander und damit unserer Macht bewusst würden, könnten wir koordinierte, grundlegende Veränderungen der Vorgänge auf diesem Planeten bewirken und damit unser aller Realität zum Besseren wenden. Wenn wir standhaft genug wären, nicht mehr unserem Hang zu einer selbstbezogenen Sicht der Dinge zu erliegen, könnten wir uns eine Sicht aneignen, in der jedes Lebewesen Berücksichtigung findet. Ein fundiertes Verständnis des Leids und seiner Natur ließe uns letztlich auch erkennen, dass Ruhm und Reichtum vergänglich sind und dass die Freude, die sie uns bereiten können, naturgemäß irgendwann endet und damit Leid entsteht.

Sobald wir in der Lage sind, unser Einfühlungsvermögen in andere Menschen mit einem tiefen Verständnis des Leids, das sie erleben, zu verbinden, können wir echtes Mitgefühl für sie entwickeln. Das erfordert jedoch unser ständiges Bemühen.

Meditation um Mitgefühl

Um Mitgefühl zu entwickeln, können wir täglich eine einfache Meditation praktizieren. Zu Beginn der Meditation rücken wir einen bestimmten Menschen (Familie) in den Mittelpunkt unserer Versenkung, dann weiten wir sie allmählich auf einen größeren Personenkreis aus (Freunde), bis wir zuletzt alle empfindenden Wesen vor Augen haben und in unseren Wunsch einbeziehen. Dann dehnen wir die Versenkung auf das Leid der Kinder dieser Erde aus, denken an Waisen, schwerkranke, hungernde, missbrauchte Kinder, an Kinderarbeiter, Kindersoldaten. Unser Mitgefühl wird sie schnell erreichen.

Doch es genügt nicht, wenn wir uns nur in dieser Zeit auf unser Mitgefühl für andere Menschen und Wesen konzentrieren. Während unserer eher formalen Meditationen können wir zum Beispiel daran arbeiten, Einfühlungsvermögen und ein Gefühl der Verbundenheit mit ihnen herzustellen. Wir können darüber nachdenken, wie sehr ihnen ihre im Moment vielleicht unglückselige, von Kummer und Leid geprägte Situation zu schaffen macht. Schnell beginnen wir, echtes Mitgefühl in uns hervorzubringen. Jetzt sollten wir es aufrechterhalten. Wir sollten dieses Mitgefühl erfahren und spüren, um in dieser Erfahrung zu verweilen, ohne Gedanken nachzugeben oder Überlegungen anzustellen.

Mitgefühl verhilft uns dazu, nicht länger selbstbezogen zu denken. So empfinden wir große Freude und verfallen nie in das Extrem, Glück und Befreiung nur für uns allein anstreben zu wollen. Unablässig bemühen wir uns, die Geistesqualitäten und das Weisheitswissen weiterzuentwickeln und zur Vollendung zu bringen.

Mitgefühl darf jedoch nicht mit Mitleid verwechselt werden. Es ist weit mehr, denn es beinhaltet nicht nur ein Gefühl von Nähe, sondern auch Verantwortlichkeit. Wenn wir Mitgefühl entwickeln, verhilft uns das zu innerer Stärke und Selbstbewusstsein, während unsere Angst und unsere Unsicherheit abnehmen.

Das Sterntalerbewusstsein

Ein Märchen der Gebrüder Grimm erzählt von einem Mädchen, dem Vater und Mutter gestorben waren. Es war so arm, dass es kein Kämmerchen mehr hatte, darin zu wohnen, und kein Bettchen mehr, darin zu schlafen, und schließlich gar nichts mehr als die Kleider auf dem Leib und ein Stückchen Brot in der Hand, das ihm ein mitleidiges Herz geschenkt hatte. Doch weil das Mädchen gut und fromm war, ging es, von aller Welt verlassen, im Vertrauen auf den lieben Gott hinaus aufs Feld. Da begegnete ihm ein armer Mann, der sprach: „Ach, gib mir etwas zu essen, ich bin so hungrig.“ Es reichte ihm das ganze Stückchen Brot, sagte: „Gott segne‘s dir“, und ging weiter. Da kam ein Kind, das jammerte und sprach: „Es friert mich so an meinem Kopf, schenk mir etwas, womit ich ihn bedecken kann.“ Da nahm es seine Mütze ab und gab sie ihm. Als es wieder eine Weile gegangen war, kam erneut ein Kind, das kein Leibchen anhatte und fror. Da gab ihm das Mädchen seins. Und wieder ein Stück weiter bat ein Kind um sein Röcklein, das gab es auch weg.

Endlich gelangte es in einen Wald. Es war schon dunkel geworden, da kam ein weiteres Kind und bat um ein Hemdlein. Das fromme Mädchen dachte: „Es ist dunkle Nacht, da sieht dich niemand, du kannst wohl dein Hemd weggeben“, und zog das Hemd aus und gab es dem Kind. Und wie es so stand und gar nichts mehr hatte, fielen auf einmal die Sterne vom Himmel und waren lauter harte blanke Taler. Obgleich das Mädchen sein Hemd weggegeben hatte, hatte es plötzlich ein neues an, und das war vom allerfeinsten Linnen. Da sammelte es die Taler hinein und war reich für sein Lebtag.

Die innere Einstellung und die gelebte Bewusstseinshaltung des Waisenmädchens werden vom Himmel mit Sterntalern „in himmlischer Währung“ sowie mit einem schmückenden, feinen Seelenkleid reichlich belohnt. Das Geben aus Liebe und Mitgefühl zeigt die innere Bewusstheit der Fülle, die wiederum Fülle „als Belohnung“ (Resonanzgesetz) im Außen anzieht. Jeder Stern ist ein Symbol des Lichts, des Reichtums an Licht und der Liebe zu allem, was ist.

Auf den Punkt gebracht

Schmerz ergreift und formt unsere Seele in unterschiedlichen Variationen. Einerseits drängt er uns in die Bewusstheit der Gegenwart, während er uns gleichzeitig auffordert, die Zukunft zu verändern. Darüber hinaus lehrt er uns Mitgefühl und stärkt damit das Bewusstsein für unsere Verbundenheit untereinander. So sind wir motiviert, aufzustehen und einen Teil unserer Kraft dorthin zu lenken, wo sie gebraucht wird.

Praktischer Tipp

Das Sterntalerritual

Sehen Sie sich im Mittelpunkt Ihres Universums. Von diesem Mittelpunkt aus erkennen und sehen Sie in der Unendlichkeit Ihrer inneren Weite die unzähligen Sterne am Firmament Ihres Bewusstseins. Jeder Stern ist ein Symbol des Lichts und der Liebe. In diesem Zentrum befinden Sie sich und öffnen Ihre Arme voller Dankbarkeit. Jetzt sind Sie bereit, dieses Bewusstsein Ihres Reichtums in sich hineinzuatmen. Erfüllt von Dankbarkeit beginnen Sie, das Sterntalerlicht einzuatmen. Sie spüren, wie sich die ersten Sterne am Firmament lösen und in Ihr Sterntalerbewusstsein einströmen. Immer wieder, bei jedem Atemzug, kommen mehr und mehr Sterne aus der Unendlichkeit des Universums, um von Ihnen eingeatmet zu werden. Sie spüren, dass auch Sie ein Kind der Sterne sind, unbegrenzt und unendlich reich. Das einströmende Sternenlicht erfüllt mehr und mehr Ihr Bewusstsein und in jeder Zelle Ihres Körpers erwacht das Sterntalerbewusstsein: „In mir ist das Allumfassende, ich bin in Fülle – ich bin alles, was ist – Schöpfer allen Seins, ich bin in dir und du bist in mir.“[1]

---

1 Wiedergegeben nach Englert, Axel: *König Midas trifft Sterntaler: In jedem Menschen steckt ein Kind*. Norderstedt: Books on Demand, 2009.

11
Das zeitlose Bewusstsein

Sich dem Sein überlassen

> Je stärker das Bewusstsein verfeinert wird, desto größer wird die Übereinstimmung mit der natürlichen Welt.
>
> Dalai Lama

Das Gewahrsein für den Augenblick, die Wahrnehmung der feinen Sinne, ist einer der wichtigsten Schlüssel, um eine stabile Mitte aufrechtzuerhalten. Es ist der Augenblick, in dem die Seifenblase platzt, in dem wir den Atem spüren und mit allen Menschen dieser Erde über den Atem verbunden sind. Wir alle atmen zur gleichen Zeit, jetzt in diesem Augenblick. In diesem Bruchteil einer Sekunde ist die Welt in Ordnung, sind die Dinge perfekt, so wie sie sind. Die Dinge in und um uns herum sind für den Moment im Gleichgewicht, in der Mitte. Alle Gedanken des Sorgens und Müssens sind nicht existent. Wenn wir uns auf den Augenblick konzentrieren, spüren wir eine Gefühlsqualität, die unseren Bewusstseinsgrad widerspiegelt. Sind wir im bewussten Sein, wird alles andere um uns herum bedeutungslos. Während wir vorher in der Unbewusstheit ohnmächtig, also ohne Macht waren, hilft uns der Zustand des Bewusstseins, das Leben aus uns selbst heraus harmonisch und zu uns und unseren Anlagen passend zu gestalten. Im bewussten Sein können wir ohne Reibung und ohne kämpfen zu müssen in Freiheit handeln. Es genügt bereits, die Aufmerksamkeit auf die Stille, den Atem und das bewusste Sein zu lenken, um den Fluss der

Wunder des Lebens wieder in Gang zu setzen. Je mehr, je tiefer und je inniger wir uns mit dem Sein verbunden fühlen, desto stärker sind wir in der Mitte verankert.

Wenn es uns gelingt, uns dem Sein nicht nur verbunden zu fühlen, sondern uns ihm auch vertrauensvoll zu überlassen, stellt sich unsere Umwelt viel harmonischer und passender dar (wie innen, so außen). Das Gewahrsein dessen, was unsere Sinne uns mitteilen, hilft uns, die Fülle des Augenblicks zu erfassen und zu erkennen, dass wir bereits alles haben, was wir zu unserem Glück brauchen. Nichts fehlt.

Der perfekte Augenblick

Tief am Grunde des Augenblicks wartet unser wirkliches Sein, wie die Auster am Boden des Meeres. Ist das Wasser ruhig und klar, können wir sie sehen, ist es durch das Geschwätz unserer Gedanken und Nöte unruhig und aufgewühlt, erblicken wir sie nicht, obwohl sie da ist. Tauchen wir hinab an die tiefsten Stellen der Möglichkeit, berühren wir nicht nur die Austernschale, sondern erkennen plötzlich die darin schlummernde, wunderschöne Perle. In diesem Moment kommen wir mit unserer ureigensten Göttlichkeit in Berührung. Dieses bewusste Sein stärkt die Mitte. Aus der Mitte heraus fließt reine Lebenskraft, die Erholung, Regeneration und Heilung gewährt.

Dies alles können wir realisieren, indem wir unsere Aufmerksamkeit nicht nach außen, sondern wie in der Meditation nach innen richten. Das totale Loslassen aller Anhaftungen an Ängste, Sorgen und konditionierende Glaubenssätze befreit zuvor gebundene Energie. Befreit steht sie uns verstärkt zur Verfügung, um unser geistig-spirituelles Potenzial zu nutzen und Schöpfer einer neuen Realität zu werden. Die Versöhnung mit dem Hier und Jetzt, das bedingungslose Annehmen dessen, was ist, schafft Frieden und Freiheit.

> Wer denkt, ist nicht in Harmonie, denn nur wer in Harmonie ist, denkt nicht daran, in Harmonie zu sein.
>
> DAOISTISCHE WEISHEIT

Was bleibt zu tun? Wir sollten den Verstand zügeln und ihm häufiger die Rolle des Beobachters zuweisen. Hier soll er als Zeuge lediglich zuschauen, ohne einzugreifen, zu urteilen oder zu werten. Jeder bewusst erlebte Augenblick wird damit zu einem Zaubermittel, zu einer Chance, tiefer wahrzunehmen und völlig neue faszinierende Erfahrungen zu machen. Damit sind wir aufgefordert, diese aus der Mitte heraus erfahrene Wahrheit zu leben. Zweifellos stellt uns das in unserer Gesellschaft und unserer Zeit vor eine immens große Herausforderung. Gelingt es jedoch, nach und nach Aspekte dieser Lebenseinstellung zu übernehmen, dann sind Gesundheit, Lebensintensität und Lebensfreude die reiche Belohnung.

Im Fluss des Lebens

Wer je im Leben eine tiefe Existenzkrise durchgemacht hat, erinnert sich vielleicht daran, dass die Wende zum Besseren genau in dem Moment eingetreten ist, in dem er aufgehört hat zu kämpfen. Aufhören mit sinnlosen Kämpfen, aufmerksam leben im Augenblick, sich nach dem Fluss des Lebens richten, statt sich gegen ihn zu stemmen – all das steckt in dem chinesischen Begriff *Wu wei*. Wörtlich übersetzt heißt es „nichts tun" oder „nicht handeln", was jedoch nicht bedeutet, dass man träge und entschlusslos oder lässig sein soll. Es heißt lediglich, dass man handelt, ohne einzugreifen, um die Dinge einfach geschehen zu lassen. Es ist die Fähigkeit, das Steuer des Lebens jener Macht zu überlassen, die eine Dimension von uns selbst ist und die Lao-tzu einst *Dao* genannt hat.

In der Dialektik des Daoismus ist von Menschen die Rede, die die Qualität des „unbehauenen Klotzes" besitzen. Die Welt dieses Klotzes ist eine Welt voller Natürlichkeit, Absichtslosigkeit, Verbindung und Verstehen, frei von Motivationen und jeglichem zielbehafteten Streben. Man lebt gelassen, ist natürlich und offen für die Bewegungen des Daseins und empfängt alle Ereignisse mit offenen Armen. Man kämpft nicht mehr oder zerbricht sich den Kopf darüber, wie die Dinge am besten zu lösen wären. Vielmehr handelt man spontan und intuitiv im Sinne des Dao.

Der Mensch des Dao lebt, von Vergangenheitsereignissen und Zukunftssorgen befreit, vollkommen in der Gegenwart und ist bestrebt, jeden Augenblick des Lebens achtsam aufzunehmen und zu genießen. Er genießt das Leben dort, wo es stattfindet: im Hier und Jetzt. Er lebt das Gegenteil dessen, was die meisten von uns leben, lebt in Leichtigkeit und Sorglosigkeit. Er versucht nicht, die Dinge um sich herum zu bewerten, sondern nimmt sie hellwach und voller Aufmerksamkeit so an, wie sie sind. Er lässt Gedanken kommen und gehen, ohne sich mit ihnen zu befassen oder sie festhalten zu wollen. Er gestattet ihnen nicht, sich einzunisten und sich wie früher breitzumachen. Er ist wie der Herbstwind, der die braunen Blätter bewegt: Er berührt sie, nimmt sie aber nicht weit mit.

Der Mensch des Dao trifft seine Entscheidungen intuitiv und spontan, ohne sie gedanklich zu analysieren. Auf diese Weise ist es dem kalkulierenden Verstand unmöglich, sich in Opposition zum Fluss des Dao zu stellen. Er weiß, dass er den Herausforderungen des Lebens nicht mit Kampf und Anstrengung begegnen kann, denn das würde bedeuten, den Dingen mit unzulänglichen Mitteln zu begegnen, statt sie jener Macht zu überlassen, die die Dinge viel besser zu lösen weiß – dem Fluss des Dao.

Der Mensch des Dao kennt keine Ungeduld. Überall, wo er sich befindet, ist er angekommen, ist er am Ziel, nämlich bei sich selbst. Er wartet auf nichts. Was geschieht, geschieht, und er nimmt es an. Er lebt von einem Tag zum nächsten. Er will nichts Besonderes werden, strebt nicht nach Ruhm oder Anerkennung. Ihm genügt sein erfülltes Leben.

Die Heilkraft des Hier und Jetzt

„Der Weg und das Ziel sind eins“ heißt es im Zen. Wir brauchen nirgendwo hinzugehen. Das Dao liegt direkt unter unseren Fußsohlen. Doch erst wenn wir mit unserem ganzen Sein, mit Körper, Atem und Geist „hier und jetzt“ sind und unseren Atem wahrnehmen, werden wir auch an dem teilhaben, was sich „hier und jetzt“ ereignet. Wer wirklich gegenwärtig ist, nimmt das wahr, was „hier und jetzt“, in diesem Moment geschieht. Wer jedoch im Morgen ist und in die Zukunft schaut – voller Hoffnung oder Furcht –, der ist nicht hier, mit anderen Worten: Er ist nicht anwesend. Er kann nicht das erkennen, was jetzt „ist“. Wenn er in der Vergangenheit ist, in der Erinnerung – sei sie negativ oder positiv –, kann er das nicht wahrnehmen, was sich „hier und jetzt“ offenbart. In jedem Augenblick – ständig, ohne Unterbrechung – offenbart sich das, was im Moment „wirklich“ ist.

Der chinesische Zenmeister Nansen (8. Jahrhundert) wurde einmal von einem Schüler gefragt: „Was ist der wahre Weg?" Er antwortete: „Der alltägliche Weg ist der wahre Weg. Iss, wenn du isst, sitze, wenn du sitzt, und gehe, wenn du gehst – sei da, wo du gerade bist."

Mitten in der Welt leben und doch frei sein von der Welt, das ist der Zenweg zur Erleuchtung, das wahre, ursprüngliche Zen der alten chinesischen Meister. Es ist das lebendige Zen, das mitten in der Welt bei allen täglichen Verrichtungen gelebt wird. Deshalb sagt der chinesische Zenmeister Foyan (11. Jahrhundert): „Wenn du Farben siehst und Laute hörst, ist dies eine gute Zeit zur Verwirklichung. Wenn du isst und trinkst, ist auch dies eine gute Zeit zur Verwirklichung. All dies sind wunderbare Gelegenheiten zur Verwirklichung bei allen Verrichtungen des alltäglichen Lebens."

Alle Menschen streben nach Glück und wollen Leid vermeiden. In unserem Bemühen, zu den scheinbar von uns getrennten Objekten in Beziehung zu treten, schaffen wir immer wieder den Dualismus, aus dem Verwirrung und Leiden entstehen. Wer sich jedoch der Vergänglichkeit alles Irdischen und der aus der Anhaftung an das Vergängliche resultierenden Leidhaftigkeit bewusst geworden ist, wird das, was die breite Masse der Menschen zum Inhalt ihres Lebens, Denkens und Handelns gemacht hat, nur noch als „sinnlose Zeitverschwendung" betrachten. Er wird kein Verlangen mehr verspüren, sich – wie ein Hamster im Laufrad – in sinnloser Aktivität zu bewegen. Er ist zu der Klarsicht gelangt, die ihm all das hat bewusst werden lassen, worüber die Aufmerksamkeit der meisten Menschen nur oberflächlich hinweggleitet.

In der Tat ist unsere Welt zwar kein ungetrübtes Freudenfest, aber letztendlich bleibt es doch unser Standpunkt, der darüber entscheidet, ob wir sie als Vorhof zur Schlachtbank oder als unbehauenen Klotz wahrnehmen, der nur darauf wartet, von uns geformt zu werden. Die Energie folgt der Aufmerksamkeit. Wir selbst können unser Bewusstsein auf die schönen und freudigen Dinge ausrichten, die das Leben so lebenswert erscheinen lassen, und unsere Lebenskraft auf diese Weise stärken, wenn es uns gleichzeitig gelingt, die Polarität zu akzeptieren und anzunehmen, dass jedes Glück, ja alles was wir lieben, letztendlich von begrenzter Dauer ist.

Falle positives Denken

Jedes positive Denken und Wünschen stellt ein Nichteinverstandensein mit der gegenwärtigen Situation dar und verstärkt die im Bewusstsein verankerte Überzeugung, wir wären bedürftig und litten einen Mangel. Sind wir bereit, unsere Einstellungen und Überzeugungen zu erkennen und die Botschaften der jeweiligen Situationen zu durchschauen, haben wir den Schlüssel für die Veränderungen unserer Realität in der Hand. Solange wir jedoch von einem Guru zum nächsten laufen, Zielfindungsseminare besuchen und jede neue esoterische Welle mitmachen, sind wir in Gefahr, am eigentlichen Thema des Lebens vorbeizulaufen. Die Fixierung darauf, spirituelle Ziele erreichen zu wollen, lässt das Leben schnell zu einem unbefriedigenden Krampf werden, vor allem wenn wir immer wieder feststellen, dass wir es nicht schaffen, der tolle Mensch zu sein, der wir sein wollen. Dass wir es bereits sind, übersehen wir dabei. In der Liebe zu dem, was ist, im Erfahren der bereits vorhandenen Fülle und im Anwenden und Ausleben unserer Schöpferkraft zeigt sich der Sinn des Lebens.

Der Ochse und sein Hirte

Die Geschichte vom Ochsen und seinem Hirten[2] ist in China während der Song-Zeit entstanden und stammt samt dazugehöriger Bilder von dem Zenmeister Kuo-an Shih-yuan. Der Ochse ist die Symbolfigur für das eigentliche und tiefe Selbst, der Hirte für den Menschen. Am Anfang der Geschichte sind beide – Ochse und Hirte – getrennt. Sie wachsen erst allmählich zu einer Einheit zusammen.

2 Wiedergegeben nach Österle, Kurt: *Wenn der Bogen zerbrochen ist – dann schieß! Mit dem Bogenweg die Kunst des Lebens meistern*. Frankfurt am Main: Barth, 2004.

1. Die Suche nach dem Ochsen

Verlassen in endloser Wildnis schreitet der Hirte dahin durch wucherndes Gras und sucht seinen Ochsen. Weit fließt der Fluss, fern ragen die Gebirge und immer tiefer ins Verwachsene läuft der Pfad. Der Leib ist zu Tode erschöpft und verzweifelt das Herz. Doch findet der suchende Hirte keine geleitende Richtung. Im Dämmer des Abends hört er nur Zikaden auf dem Ahorn singen.

Interpretation: Wir haben uns von uns selbst entfremdet, haben das Gefühl für die Einheit verloren. Wir haben zugelassen, dass unsere Gedanken sich verselbstständigt haben und uns nun durchs Leben peitschen. Die Sinne sind verwirrt. Verstrickt in Gier, Angst, Unterscheidungen und Bewertungen haben wir uns verlaufen. Zwischen Unruhe und Trägheit sind wir hin- und hergeworfen. Es ist jedoch das tiefste, ureigenste Anliegen des Lebens, das uns umtreibt, Unruhe und Unzufriedenheit aufkommen lässt, so lange, bis wir heimgefunden haben zu uns selbst. In die Verzweiflung dringt ein äußerer Ton, der das Herz berührt.

2. Das Finden der Ochsenspur

Unter den Bäumen am Wassergestade sind hier und dort die Spuren des Ochsen hinterlassen. Hat der Hirte den Weg gefunden inmitten des dicht wuchernden, duftenden Grases? Wie weit der Ochse auch laufen mag bis in den hintersten Ort des tiefen Gebirges, reicht doch seine Nase in den weiten Himmel, dass er sich nicht verbergen kann.

Interpretation: Gestern erschien uns der Fluss hinderlich, das Gras verwirrend, die Berge unüberwindbar. Heute sieht alles anders aus. Die Aufgaben des Tages sind unverändert und doch ist alles anders. Wir ahnen, dass jenes Wesen, das wir suchen, nicht getrennt ist von dem, was jetzt vor uns liegt. Es ist, als wäre am Brett vor den Augen eine kleine Öffnung entstanden. Nachdem wir überall Spuren entdeckt haben, kann uns nichts mehr aufhalten. Voller Energie folgen wir nun der Fährte.

3. Das Finden des Ochsen

Auf einmal erklingt des Buschsängers helle Stimme oben im Wipfel. Die Sonne strahlt warm, mild weht der Wind, am Ufer grünen die Weiden. Es ist kein Ort mehr, dahinein der Ochse sich entziehen könnte. So schön ist das herrliche Haupt mit den ragenden Hörnern, dass es kein Maler erreichte.

Interpretation: Durch wenige Augenblicke des Innehaltens vergrößern wir das Loch im Brett und unsere Perspektive wird weiter. Plötzlich hören wir des Buschsängers helle Stimme im Baum, spüren, wie die Sonne und der Wind die Haut berühren, das satte Grün der Wiesen macht trunken, der Gesang der Bogensehne geht durch Mark und Bein, der Klang der Tastatur am Computer ist wie eine Liebeserklärung und die Schreckensnachrichten der *Tagesschau* lassen die Tränen fließen: Das Leben hat uns eingeholt, in all den äußeren Erscheinungen, selbst in den kleinsten Nebensächlichkeiten erkennen wir, dass nichts getrennt ist von der alles umfassenden wahren Wesensnatur.

4. Das Fangen des Ochsen

Nach größten Mühen hat der Hirte den Ochsen gefangen. Zu heftig noch dessen Sinn, die Kraft noch zu wütend, um leicht seine Wildheit zu bannen. Bald zieht der Ochse dahin, steigt fern auf die hohen Ebenen. Bald läuft er weit in tiefe Stätten der Nebel und Wolken und will sich verbergen.

Interpretation: Der Ochse ist wild, kraftvoll und zügellos, zu lange war er in der Wildnis, als dass er sich einfach so von seinen alten Gewohnheiten abbringen lassen könnte. Zu festgefahren, hartnäckig und wild sind sie. Damit das soeben neu entdeckte Leben nicht entgleitet, benötigt es viel Energie, Mut und Geduld. Nach der ersten Euphorie folgt jetzt das stetige Üben. Immer wieder läuft der Geist weg, verliert sich in Nebel und Wolken der Müdigkeit, der Resignation, der Ausreden, der Verzagtheit und Zweifel. So ist Wachsamkeit geboten, der Ochse ist noch nicht gebändigt, unvermittelt versucht er auszubrechen.

5. Das Zähmen des Ochsen

Von Peitsche und Zügel darf der Hirte seine Hand keinen Augenblick lassen. Sonst stieße der Ochse mit rasenden Schritten vor in den Staub. Ist aber der Ochse geduldig gezähmt und zur Sanftmut gebracht, folgt er von selbst ohne Fesseln und Ketten dem Hirten.

Interpretation: Das Einfangen des Ochsen war erst der Anfang, jetzt geht es darum, ihn, den ungezähmten Geist, zu zähmen. Dazu muss er genau beobachtet werden. Er hat die Vorliebe, schnell etwas anzufangen, um es genau so eilig wieder fallen zu lassen. Sein Ich giert nach Anerkennung, versucht immer, im Mittelpunkt zu stehen. Er ist empfindlich und schnell gekränkt, zeigt die Neigung, sich zu überfordern, fehlendes Selbstwertgefühl, wenig Fantasie. Er ergibt sich in Tagträume, ist permanent im Gestern und Morgen gefangen. All dies darf bewusst wahrgenommen und verändert werden, denn nur so gelingt die Zähmung des Ochsen. Die Aufgabe, an uns zu arbeiten, bedarf eines großen Vertrauens. Dass der Ochse ohne Fesseln und Kette dem Hirten folgt, bedeutet, dass es auch in uns etwas gibt, das heil und vollkommen ist. Darauf dürfen wir aufbauen und vertrauen.

6. Die Heimkehr auf dem Rücken des Ochsen

Der Hirte kehrt heim auf dem Rücken des Ochsen, gelassen und müßig. In den fern hinziehenden Abendnebel klingt weit der Gesang seiner Flöte. Takt auf Takt und Vers auf Vers tönt die grenzenlose Stimmung des Hirten. Hört einer auf den Gesang, braucht er nicht noch zu sagen, wie es dem Hirten zumute ist.

Interpretation: Der Kampf ist zu Ende. Der gezähmte Ochse trägt uns sicher auf seinem Rücken. Wir brauchen uns nicht um ihn zu kümmern und wer uns nun sieht, spürt etwas von der neuen Dimension, die LEBEN heißt. Dieser Augenblick ist eine Erfahrung, hinter die niemand mehr zurückgehen kann und will. Verlockungen oder Drohungen werden bedeutungslos angesichts der Fülle und Schönheit des Neugewonnenen: einfach nur leben!

7. Der Ochse ist vergessen, der Hirte bleibt

Schon ist der Hirte heimgekehrt auf dem Rücken des Ochsen. Es gibt keinen Ochsen mehr. Allein sitzt der Hirte, müßig und still. Ruhig schlummert er noch, da doch die rot brennende Sonne schon hoch am Himmel steht. Nutzlose Peitsche und Zügel, weggeworfen unter das stroherne Dach.

Interpretation: Welch friedliches Bild. Der Hirte sitzt gelassen vor seiner Hütte. Natürlich gibt es noch Arbeit und sie muss getan werden. Selbstverständlich stehen wichtige Entscheidungen, Auseinandersetzungen an. Aber der schlummernde Hirte bestätigt das Gefühl, dass diese Dinge ihn nicht mehr besetzen, ihre krankmachende Wucht verloren haben. Die Worte, das Tun sind Spiegel der Klarheit des Mondes und die erarbeitete Stille trägt ganz selbstverständlich durch den Tag. Der Kampf mit dem Ochsen ist vorbei. Der gezähmte Geist ist nicht mehr Gegenstand des Bemühens. Vielmehr ist er automatisch gegenwärtig, selbstverständlich, dienend, so integriert, transzendiert, als gäbe es ihn nicht mehr.

8. Die vollkommene Vergessenheit von Ochse und Hirte

Peitsche und Zügel, Ochse und Hirte sind spurlos zu Nichts geworden. In den weiten blauen Himmel reicht niemals ein Wort, ihn zu ermessen. Wie könnte der Schnee auf der rötlichen Flamme des brennenden Herdes verweilen? Erst wenn ein Mensch an diesen Ort gelangt ist, kann er den alten Meistern entsprechen.

Interpretation: Nun gibt es keinen Hirten mehr, keinen Ochsen, weder Flöte noch Peitsche. Shunyata – Leere. Alles Gegensätzliche, alle Dualitäten sind abgefallen, sind geschmolzen wie Schneeflocken auf der rötlichen Flamme. Auch Begriffe wie „Erleuchtung“ oder „Nicht-Erleuchtung“ halten der Flamme nicht stand. Nicht Buddha, nicht Jesus, nicht Hölle, nicht Paradies, weder Erkennen noch Erreichen.

9. Zurückgekehrt in den Grund und Ursprung

In den Grund und Ursprung zurückgekehrt, hat der Hirte schon alles vollbracht. Nichts ist besser, als jäh auf der Stelle wie blind zu sein und taub. In seiner Hütte sitzt er und sieht keine Dinge da draußen. Grenzenlos fließt der Fluss, wie er fließt. Rot blüht die Blume, wie sie blüht.

Interpretation: Hat man hingefunden, heimgefunden zum Leben, ist alles vollbracht. Darüber hinaus gibt es nichts. Unser Verstand kann uns nicht helfen, das wirkliche Sein zu erfassen. Am Beispiel des Flusses, der einfach fließt, und der rot blühenden Blume erkennen wir das Gesetz des Lebens. Der Fluss ist in diesem Augenblick einfach Fluss, die Rose blüht, weil sie blüht. Fluss und Blume haben eine Entwicklung hinter sich und bleiben nicht, was sie jetzt sind. Kein Fluss will eine Blume und keine Blume ein Fluss sein. Gerade deshalb sind beide so authentisch, so echt! Nicht immer sind wir einverstanden damit, wie und was wir sind. Oft genug greifen wir bremsend, beschleunigend ein. Lassen Blumen nicht Blumen und Fluss nicht Fluss sein.

10. Das Hereinkommen auf den Markt mit offenen Händen

Mit entblößter Brust und nackten Füßen kommt er herein auf den Markt. Das Gesicht mit Erde beschmiert, den Kopf mit Asche über und über bestreut. Seine Wangen überströmt von mächtigem Lachen. Ohne Geheimnis und Wunder zu mühen, lässt er jäh die dürren Bäume erblühen …

Interpretation: Der erleuchtete Mensch bejaht nicht nur seine Vergänglichkeit, sondern auch sein Sein. So kommt er in königlicher Gestalt und doch in selbstverständlicher Bescheidenheit herein, barfuß und mit entblößter Brust. Sein Lachen ist ansteckend, seine Gelassenheit und tiefe Heiterkeit machen Mut, seine Demut lässt Raum für eigene Entwicklungen, durch sein Mitgefühl erblühen dürre Bäume. Er zündet ein Licht an, wo die Dunkelheit regiert, setzt ein Zeichen der Hoffnung, wo Verzweiflung quält.

Auf den Punkt gebracht

„Glück ist wie ein Schmetterling“, sagte der Meister.
„Jag ihm nach, und er entwischt dir.
Setz dich hin, und er lässt sich auf deiner Schulter nieder.“
„Was soll ich also tun, um das Glück zu erlangen?“
„Hör auf, ihm hinterherzujagen.“
„Aber gibt es nichts, was ich tun kann?“
„Du könntest versuchen, dich ruhig hinzusetzen, wenn du es wagst.“

UNBEKANNTER ZENMEISTER

Der Weg des Dao, der Erkenntnis, des Mitgefühls und der Liebe oder der Weg der Tat: Wir sind frei zu entscheiden und können uns augenblicklich wieder neu entscheiden. Alle Wege stehen uns offen.

Praktischer Tipp

Die folgende Atemübung kann helfen, die eigene Mitte zu spüren und neue Kraft zu tanken.

- Legen Sie sich entspannt auf den Rücken und schließen Sie die Augen. Nehmen Sie sich Zeit, ganz im Hier und Jetzt anzukommen. Legen Sie die Hände auf den Bauch und richten Sie die Aufmerksamkeit auf die Körpermitte. Spüren Sie in den Bauch hinein. Gibt es Spannungen? Fühlt er sich kalt oder warm an, groß oder klein, eng oder weit? Seien Sie einfach Beobachter, ohne zu bewerten.

- Lassen Sie nun den Atem in den Bauch strömen und versuchen Sie, bis zu den Händen zu atmen. Beim Einatmen hebt sich der Bauch, beim Ausatmen senkt er sich wieder.

- Genießen Sie die gleichmäßige Atembewegung, ohne sie zu beschleunigen oder zu verlangsamen. Wie von selbst strömt der Atem ein und aus und bewegt die Körpermitte.

- Jeder Atemzug bringt neue Energie und Lebendigkeit in den Körper. Alle Zellen werden mit Sauerstoff versorgt und vitalisiert. Spüren Sie noch einmal in den Bauch hinein. Wie fühlt es sich jetzt unter den Handflächen an? Ist dort Wärme, Weite und Lebendigkeit zu spüren?

- Stellen Sie sich vor und fühlen Sie, wie die Körpermitte vor Energie strotzt und Sie sich sicher und geborgen fühlen.

- Genießen Sie noch eine Weile diese Stimmung und öffnen Sie dann langsam wieder Ihre Augen.

12
In der Mitte

In der Ruhe liegt die Kraft

> Der Geist, der an nichts haftet, wird weit wie der Himmel, in welchem die Wolken vorbeiziehen. Eine große, innere Freiheit verwirklicht sich …
>
> LAO-TZU

Die Qualität unseres täglichen Befindens in einem schnelllebigen, häufig stressigen Umfeld hängt in erheblichem Maße von unserer Fähigkeit ab, gelegentlich – oder besser: regelmäßig – Zeit für uns selbst, für Ruhe und Besinnung zu finden. Die heilende und zugleich aufbauende Kraft der Stille, die wir in solchen Momenten erfahren, war zu allen Zeiten in allen Kulturen bekannt. Ausgerechnet heute, wo wir diese Zeit des Aufladens nötiger denn je brauchen, scheinen solche Entspannungsrituale weitgehend vergessen zu sein. Erst seit wir in letzter Zeit mit der Erforschung von Entspannungsmethoden begonnen haben und sich ihre vielfältigen positiven gesundheitlichen Auswirkungen wissenschaftlich belegen lassen, greifen immer mehr Menschen auf dieses uralte Wissen um die Kraft der Ruhe und Stille zurück.

Durch eine Vielzahl von Körper- und Atemtechniken lassen sich innere Kraftquellen anzapfen, unbekannte Bewusstseinsebenen kennenlernen und neue Dimensionen der Wahrnehmung dessen erschließen, was verborgen in uns schlummert. Diese Techniken sind je nach Zielsetzung recht unterschiedlich, doch ist die Intention immer wieder gleich: die Meditation, das heißt die temporäre gedankliche Ablösung von der Umgebung, das Loslassen des Alltags und das Sichversenken im eigenen Sein.

In der Meditation beruhigt sich der unaufhörlich arbeitende Verstand und wir werden für die angenehmen Schwingungen der Stille empfänglich, der wir zuvor – weil abgelenkt – keine Aufmerksamkeit schenken konnten. Hier tanken wir Nüspa, hier harmonieren die Energieprinzipien, hier findet Ausgleich auf höchster Ebene statt. So kann bereits eine zwanzigminütige Meditation den gleichen Regenerationseffekt im Körper auslösen wie vier bis sechs Stunden Schlaf.

Je tiefer wir in uns selbst vorstoßen, um dort neue Bereiche unseres Ichs zu entdecken, desto stärker fühlen wir unsere Verbundenheit und Einheit mit der Natur, mit dem „Alles, was ist“ (Gott). Wir nähern uns in der Meditation unserem tiefsten Ich, dem Zentrum aller Kraft und allen Glücks. Nutzen wir unser „Selbst“ und die in uns vorhandene Kraftquelle, dann können wir uns jederzeit mit neuer Energie aufladen. Gleichzeitig erfahren wir Momente höchster Fülle, gelangen zu tiefer Ruhe, Entspannung und innerem Frieden. Begreifen wir diese tief verborgene, innere, ordnende Kraft, wächst daraus Erkenntnis über uns und unsere Stellung im Universum. Indem wir uns selbst einordnen können und dadurch einen Überblick gewinnen, werden unbedeutende Dinge bedeutungslos, und ein Gefühl von Gelassenheit und grenzenlosem Vertrauen in die Kräfte der Natur erwächst.

Vom Glück, Zeit mit sich selbst zu verbringen

Indem wir über die Meditation unser Selbst neu entdecken und ein erweitertes Bewusstsein für unsere körperlichen und emotionalen Funktionen entwickeln, stärken wir auch die Kraft unserer Intuition. Die Intuition ist die eigentliche Quelle des Fortschritts und der Weiterentwicklung. Es ist die Stimme der Natur, der Schöpfung, aus ihr sprudelt unser natürliches Wissen. Sie ist die eigentliche Kraft, die uns zum Guten lenkt.

Für diesen Weg nach innen muss der Kontakt zu unserer Quelle aufrechterhalten und geschult werden. So wie sich der Geist morgens bereits mit dem Klingeln des Weckers nach außen richtet, muss ihm mehrmals täglich die Gelegenheit geboten werden, sich nach innen zu richten, die äußeren Sinne abzudunkeln und Kontakt mit der Quelle aufzunehmen und so lange wie möglich zu halten. Dann wird es uns möglich, besonders in Extremsituationen ungeahnte innere Kräfte zu wecken und sie psychisch wie physisch umzusetzen.

Werden diese Zusammenhänge erkannt, finden wir zu einer Ausstrahlung, die von innerem Frieden und Glück geprägt ist, und das heißt: von Harmonie mit der Natur. Diese Harmonie wird sich schnell auch um uns herum ausbreiten. Damit werden sich automatisch die Beziehungen zu anderen Menschen positiv verändern und neue Menschen, die sich in ähnlicher Weise weiterentwickeln, werden sich von uns angezogen fühlen.

> Alles, was Sie um sich sehen, ist ein klarer Traum, den Sie für kurze Zeit durchleben, um Ihr Verstehen zu steigern. Was alles so aufregend macht, ist, dass Sie lernen können, diesen Traum zu Ihren Gunsten zu verändern.
>
> STUART WILDE

Die Praxis der Mantrameditation

Mantras gehen auf eine uralte Wissenstradition zurück, die aus Indien stammt. Die alten Inder wussten um die Wirkung bestimmter Klänge auf Körper und Geist und haben dieses Wissen über Jahrtausende hinweg lebendig erhalten. Die Tiefenmeditation macht sich dieses Wissen zunutze. Das Mantra, das wir in der Tiefenmeditation erhalten, hat die Eigenschaft, im tiefsten Bereich unseres Bewusstseins eine Resonanz hervorzurufen.

Die Mantrameditation ist eine Erfahrung, das Jetzt zu erleben, die nur jeder selbst machen kann. Wenn wir uns daran erinnern, dass wir von unserem gesamten Bewusstseinspotenzial kaum zehn Prozent nutzen, lässt sich unschwer erkennen, dass ungeahnte Möglichkeiten in uns schlummern. Je tiefer wir uns versenken, desto mehr nähern wir uns der Mitte, dem Zentrum des Seins.

Bei der Mantrameditation arbeiten wir mit der natürlichen Tendenz des Geistes, sich immer angenehmeren Bereichen zuzuwenden. Wir wissen, dass es sich angenehmer anfühlt, wenn wir tief konzentriert sind, als wenn wir uns oberflächlich verhalten. Je tiefer wir in die Konzentration gehen, desto besser fühlt es sich an und desto mehr Ruhe fühlen wir. Nun wissen wir aber, dass unsere Bewusstseinsschwelle eine Barriere darstellt, die nicht so leicht zu überwinden ist. Wir können uns nicht tiefer als tief konzentrieren. Um diese Schwelle zu überwinden, brauchen wir eine Art „Fahrzeug“ – das Mantra.

Ein Mantra ist – wie ein Gebet – Energie in Aktion. Es beeinflusst das Innere wie das Äußere. Die hingebungsvolle, monotone Wiederholung bestimmter Klangworte schafft die Form, die das Selbst annehmen wird. Sie ist wie ein Weg, den man geht, vertrauend darauf, dass er an ein Ziel führt, zugleich aber ohne die Absicht, es erreichen zu müssen.

Ein berühmtes Beispiel für ein Mantra ist *Om mani padme hum*, das bedeutendste und älteste Mantra des tibetischen Buddhismus. Es ist dem Bodhisattva des Mitgefühls zugeordnet. Die Silben sind Ausdruck der grundlegenden Haltung des Mitgefühls und in ihrem Rezitieren formuliert sich der Wunsch, dass es allen Lebewesen gelingen möge, ihr Leid zu überwinden.

Wir denken das Mantra bei der Meditation wie irgendeinen anderen Gedanken und werden dann automatisch über die Bewusstseinsschwelle in tiefere Bereiche unseres Bewusstseins hineingezogen. Eine wachsende, tiefe Ruhe breitet sich aus und genau diese Ruhe löst Blockaden und „Unverdautes“ auf. Energie, die im Nervensystem gebunden war, löst sich nach außen auf. Diese frei werdende Energie greift sich also irgendeinen Gedanken. Wir merken es daran, dass wir nicht mehr das Mantra denken; unsere Aufmerksamkeit wird durch irgendeinen Inhalt eingenommen. Woran wir dabei denken, ist völlig irrelevant. Die Selbstheilungskräfte unseres Körpers greifen sich ein Thema, das gerade oben liegt. Wenn wir merken, dass wir das Mantra nicht mehr denken, kommen wir auf das Mantra zurück und der ganze Vorgang beginnt von Neuem. Die Tiefenmeditation besteht also aus zwei Phasen:

1. Wir gehen tief in unser Nervensystem hinein, erzeugen eine tiefe Ruhe, die Verspannungen auflöst.
2. Die gelösten Verspannungen äußern sich in Form von Gedankenenergie, die uns wieder nach außen, nach oben, bringt.

Diese beiden Phasen werden mehrfach in der Meditation erlebt, es ist sozusagen ein ständiges Eintauchen und Wiederauftauchen. Der Vorgang ist sehr angenehm und die tiefe Ruhe wird schon in der ersten Meditation erfahren. Nach einiger Zeit senkt sich unsere Bewusstseinsschwelle ab und wir aktivieren Bereiche unseres Bewusstseins, zu denen wir vorher keinen Zugang hatten.

Dieses Mehr an Bewusstheit äußert sich als größerer Überblick und umfassenderes Verstehen. Die „Stresslösung“ ist ein rein physischer Vorgang im Nervensystem und löst eine entsprechende geistige Aktivität aus, die dann in Form von Gedanken wahrgenommen wird. Gedanken sind immer ein Anzeichen dafür, dass sich Stress bereits aufgelöst hat, und das ist sehr positiv. Stress ist ein Fremdkörper im Nervensystem. Die Selbstheilungskräfte unseres Körpers sind darauf ausgelegt, dass sie alle Fremdkörper beseitigen wollen. Wir müssen ihnen nur die Möglichkeit dazu geben. Die ureigene Natur unseres Körpers ist also dafür verantwortlich, dass unser Geist wieder mit einem Gedanken aus der Meditation herauskommt.

Beide Bewegungen des Geistes sind natürlich und laufen während der Tiefenmeditation automatisch ab. Wir starten diesen Vorgang einfach und überlassen unserem Körper den natürlichen Selbstheilungsprozess. Wenn wir uns dabei anstrengen oder auf irgendeine Weise bemühen, etwas hervorzurufen, verursachen wir damit nur neue Verspannungen. Aus diesem Grund versuchen wir nicht, das Mantra deutlich zu denken oder es aufzuhalten, wenn es feiner werden möchte. Wir lassen diese Phase der Meditation so geschehen, wie sie ablaufen möchte. Auch mit dem Phänomen des Wechsels vom Mantra zum Gedanken und umgekehrt gehen wir absichtslos um, lassen uns nicht von der Bedeutung der Gedanken irritieren. Wir lassen sie wie Wolken vorbeiziehen, ohne sie festzuhalten, akzeptieren sie als zu uns gehörig.

Es ist wichtig, nicht abrupt aus der Meditation herauszugehen, denn sonst erleidet unser Nervensystem einen Schock. Wir müssen ihm Zeit geben, von der tiefen Ruhe zur Aktivität überzugehen.

Qi Gong – die Kraft leiten

Die asiatische Weisheitslehre rund um das Menschsein hat über die Jahrtausende neben der Meditation noch weitere Techniken hervorgebracht, die uns zu einer starken Mitte und einem klaren Bewusstsein verhelfen – beispielsweise Yoga, Tai Ji, Lu Jong und Qi Gong. Sie alle führen, wenn sie regelmäßig und korrekt praktiziert werden, zu einer starken Mitte und erhalten sie aufrecht. Da ich selbst mich dem Qi Gong stark verbunden fühle, möchte ich diese Technik hier als sehr empfehlenswert erwähnen.

Qi Gong hat seinen Ursprung in China. Es ist ein Schatz der gesamten Menschheit, der wirksam vor Krankheit schützt. In den vergangenen Jahrtausenden wussten nur wenige Menschen davon. Die Techniken waren ein Geheimnis und wurden nur von einem Menschen zum anderen weitergegeben. Wer mit den Übungen seinen Körper und Geist zu kultivieren versteht, ist in der Lage, den Fluss der Lebenskraft im Körper im Gleichgewicht zu halten.

Mit Qi Gong wird der Energiefluss in den Meridianen angeregt und die Gesundheit gestärkt. Qi-Gong-Übungen verbinden Atem, Vorstellungskraft und einfache Bewegungen, die im Stehen, Sitzen oder Liegen ausgeführt werden. Es gibt auch Übungen, die ohne äußerlich sichtbare Bewegung durchgeführt werden.

Qi Gong ist eine Körpertechnik, die es auf Basis einer besonderen Lebenseinstellung (Dao) ermöglicht, Essenz zu konservieren und damit ein langes und gesundes Leben zu führen. Es schafft und bewahrt eine stabile Mitte und hilft, Schritt für Schritt höhere Ebenen der Bewusstheit zu erlangen.

Die verschiedenen Qi-Gong-Arten haben alle das Ziel der Gesunderhaltung, Bewusstseinsschulung und Persönlichkeitsentfaltung.

Meditation und Qi Gong helfen:

- die Mitte zu stärken und zu stabilisieren
- die Energiereserven aufzutanken, Nüspa zu stärken
- das Gewahrsein im Hier und Jetzt zu üben
- Klarheit und Bewusstheit zu fühlen

- Wahrnehmung und Achtsamkeit zu üben (ich spüre mich atmen)
- Fülle und Verbundenheit zu spüren und damit das Bewusstsein zu verändern
- Dankbarkeit und Annehmen zu manifestieren
- Stille als Gegengewicht zum lauten Alltag zu empfangen
- körperliche Funktionen über die Harmonisierung der fünf Elemente ins Gleichgewicht zu bringen (z. B. Blutdruck, Puls)
- Visionen und neuen Ideen den Weg ins Bewusstsein zu ebnen
- den eigenen Lebenspfad zu überfühlen
- den Weg des Herzens, den roten Faden des Lebens wiederzufinden und mutig zu beschreiten
- Selbstvertrauen und Selbstwertgefühl aufzubauen
- in den höchsten Ebenen des Bewusstseins die Einheit zu spüren

Spirituelle Erfahrungen sind Momente, die fast immer unerwartet kommen und in denen wir tief in die Weltenseele eintauchen und Erfahrungen und Erkenntnisse mitbringen, die so überwältigend sind, dass wir diese Augenblicke niemals vergessen werden. Schon jemand, der diese Erfahrung nur einige wenige Male gemacht hat, hat bereits einen neuen Standpunkt gefunden und sieht die Welt von diesem Moment an aus einer anderen Perspektive.

Auf den Punkt gebracht

Der nach innen gerichtete Weg beruht auf der natürlichen Tendenz des Geistes, sich zu entwickeln. Der nach außen gerichtete Weg dagegen beruht auf der natürlichen Tendenz des Körpers, sich zu entwickeln. Ob nun in der Meditation der nach innen oder der nach außen gerichtete Weg vorherrscht – wir akzeptieren das, was geschieht. Denn wir wissen, dass die Entwicklung von Körper und Geist notwendig ist, um Freiheit und Erfüllung im Leben zu fördern. Wir meditieren nicht um der Meditation willen, sondern damit die Ergebnisse der Meditation unser tägliches Leben und unsere Aktivitäten bereichern.

Praktischer Tipp

Ich möchte Ihnen eine einfache Übung aus dem Qi Gong empfehlen, die „Wecke das Qi" heißt.

- Nehmen Sie im Stehen eine entspannte Haltung ein und achten Sie auf einen hüftbreiten Stand der Füße.
- Gehen Sie mit der Aufmerksamkeit in Ihre Hände und heben Sie sie mit gestreckten Armen vor dem Körper an, bis Sie Schulterhöhe erreicht haben. Achten Sie darauf, die Hände und Handgelenke locker hängen zu lassen.
- Bewegen Sie nun die Hände auf Ihren Oberkörper zu, indem Sie die Ellenbogen angewinkelt sinken lassen. Winkeln Sie dann die Handgelenke an und lassen Sie die Hände dicht vor dem Körper sinken, bis die Arme wieder gestreckt sind.
- Wiederholen Sie diese Bewegung nach eigenem Ermessen 3-mal bis 15-mal.
- Verbinden Sie die Bewegung gerne mit der Atmung. Beim Einatmen steigen die Arme auf, beim Ausatmen sinken sie wieder.

Diese Übung hilft, die Atmung und den Fluss des Qi zu regulieren und zu innerer Ruhe zu finden. Bei Unausgeglichenheit oder Erschöpfung können Sie mit dieser einfachen Übung neue Energie schöpfen und in Ihre Mitte zurückfinden.

13
Wissenschaft und Bewusstsein

Jeder Mensch hat seine eigene Wahrheit. Die Welt ist nur ein Spiegelbild des menschlichen Geistes und damit ständiger Veränderung unterworfen. Letztlich ist sie so, wie wir beschaffen sind, wie unserer Wissensstand ist. Wie jede Zeit ihre eigenen Überzeugungen hat, so gibt es keine absolute Wahrheit. Früher glaubte man zum Beispiel, die Erde sei eine Scheibe. Die Erkenntnisse und Überzeugungen von heute sind die Irrtümer von morgen. Die Geschichte – besonders der Medizin – ist eine Addition von Irrtümern und Fehleinschätzungen. Allzu leicht geraten wir in erneute Abhängigkeit von Paradigmen, das heißt von scheinbar allgemeingültigen Wahrheiten, die gar keine sind. Wir halten Dinge schnell für unmöglich, nur weil es der Überzeugung der Öffentlichkeit entspricht und wir voller Vorurteile und eigener Vorstellungen sind, die wir zwischen uns und die Realität stellen. All dies kann uns nur ermuntern, offen, flexibel und unvoreingenommen auf Neues zuzugehen, denn nichts blockiert uns mehr als Dogmatismus und festgefahrene Überzeugungen.

Die Welt der unbegrenzten Möglichkeiten

Seit Urzeiten war die Welt für die Menschen eine lebendige Wechselbeziehung zwischen allem, was existiert. Kein Baustein war ausgeschlossen, alles war lebendig und miteinander verflochten. Nichts konnte ohne das andere existieren. Ein Wechselspiel dynamischer Energien hielt die Welt in einem ständigen Fließgleichgewicht. Alles war ständiger Veränderung unterworfen, alles in stetigem Fluss. Die Urvölker aller Kontinente verband zu allen Zeiten und bis heute die Auffassung einer untrennbaren Einheit zwischen Mensch, Tier, Pflanzen, aber auch Sonne, Regen und Schnee. Dies brachten sie zum Ausdruck, indem sie in allem, was sie umgab, Geister erkannten – die Geister des Wassers, der Berge, des Donners. Natur und Kosmos waren von göttlicher Präsenz beseelt.

Durch Religion und Wissenschaft wollten die Menschen die Gesetze des Lebens verstehen und eine Lebensweise finden, die den Geistern und Gottheiten gefiel. Sie wollten das menschliche Leben mit den metaphysischen Naturkräften und den unsichtbaren Kräften, die hinter der materiellen Welt zu spüren waren, in Einklang bringen. Sie wollten die Natur verstehen – nicht um sie zu kontrollieren und zu beherrschen, sondern um die natürliche Ordnung zu verstehen und in Harmonie mit ihren Rhythmen zu leben. Rituale galten als Brückenschläge zwischen Himmel und Erde. Sie waren Ausdruck der untrennbaren Einheit zwischen den Menschen und dem Göttlichen. Sich zu verbinden gab Mut, Kraft und Gesundheit.

Ende des 16. Jahrhunderts veränderte sich dieses Weltbild jedoch schlagartig. Die Menschen betrachteten das Universum nicht länger als lebendiges, vibrierendes Wesen, sondern als Maschine. Newton und Descartes läuteten ein neues Zeitalter ein, indem sie die Natur mithilfe von Physik und Mathematik als leblose, berechenbare Welt voller unbelebter, statistisch nachweisbarer Objekte beschrieben. Bis heute existiert in diesem Weltbild nur das, was wissenschaftlich greifbar bzw. experimentell nachweisbar ist. In gleicher Weise sieht der herkömmliche Physiker oder Mediziner auch heute noch Körper und Geist als zwei getrennte Einheiten an, die nicht miteinander in Verbindung stehen. Dieses Weltbild überdauerte 400 Jahre und ist für die meisten Wissenschaftler bis heute das Maß aller Dinge. Doch seit Einstein und Nils Bohr wird an diesen Grundfesten gerüttelt, setzt sich mehr und mehr eine moderne Physik durch, die wieder das beschreibt, was Schamanen und Mystiker seit Urzeiten wussten. Sie stellt einen Zusammenhang her zwischen der subatomaren Quantenwelt aus Elementarteilchen, die schwingend und tanzend eine kosmische Symphonie aufführen, und der fantastisch anmutenden Welt voller unsichtbarer Geister und Dämonen, die im Verborgenen wirken.

I Ging – Orientierung in der Welt

Im Verständnis der Schöpfer des *I Ging* (Buch der Wandlungen) ist die Welt ein nach bestimmten Gesetzen ablaufendes Ganzes, dessen Formen aus der permanenten Wandlung der beiden polaren Urkräfte entstehen. Die Grundprinzipien sind das Schöpferische (Yang) und das Empfangende (Yin). Alle Weltsituationen bestehen aus einer spezifischen Mischung von Yin und Yang. Das Schöpferische ist immer stark, ohne Mühe, und zeigt daher das Leichte. Das Empfangende ist immer nachgiebig und zeigt daher das Einfache. Ihr Zusammenwirken ist das eigentliche Geheimnis der Wandlungen und ihre Ursache. Der Überlieferung nach sind die 64 Bilder des *I Ging* von den Weisen des Altertums durch Beobachtung der Erscheinungsformen geschaffen worden und sollen „alle möglichen Zustände auf Erden" ausschöpfen. Wer daher das *I Ging* kenne, der kenne das Wirken der Götter und könne sich mit ihrem Wirken verbünden.

Die Veränderungen der Welt gelten als beeinflussbar, nicht nur als Schicksal. Veränderungen sind Chancen, Möglichkeiten und auch Gefahren des Handelns – das *I Ging* ist daher nicht nur ein Orakel-, sondern auch ein „Lernbuch" für die Wissenden, ein Kompendium der Klugheit. „Lernziel" ist es, dass sich die „Edlen" (im *I Ging* eine ideale Persönlichkeit) am Wandel orientieren und ihn in den wechselnden Konstellationen des Lebens überdauern. Sie tun immer das, was der Zeit am besten entspricht. Es gilt also, mit der Zeit zu gehen und auf seine Zeit zu warten. „Zeit" ist der Wandel der objektiven oder gesellschaftlichen Konstellation der Kräfte. Sie ist in der dem *I Ging* zugrunde liegenden philosophischen Auffassung nichts Passives, das verstreicht, sondern ein aktiver Faktor in der Welt, der Ereignisse zeitigt.

Die Weisheiten des *I Ging* beruhen auf der Vorstellung vom Dao, das weder Vorliebe noch Abneigung, weder Begünstigung noch Bestrafung kennt. Im Buch der Wandlungen geht es nüchtern und sachlich darum, die Zusammenhänge zwischen dem eigenen Handeln und dessen Folgen zu verstehen, was mit der Zeit zu immer größerer Gelassenheit führt. Lao-tzu, der Mitgestalter des *I Ging*, war ein Mystiker und Magier sowie ein exzellenter Beobachter und Psychologe beispielloser Gründlichkeit und Tiefe.

Nur so ist es zu erklären, dass der Geist des *I Ging* die chinesische Geschichte seit über 2 000 Jahren mehr oder weniger stark prägt und seit dem

20. Jahrhundert auch im Westen zunehmend an Einfluss gewinnt. In seinem Buch *Synchronizität, Akausalität und Okkultismus* lieferte C. G. Jung erstmals ein überzeugendes Erklärungsmodell für die Funktionsweise von Orakelsystemen, mit dem auch die vom westlichen Denken geprägten Menschen etwas anfangen konnten. Seit dem Niedergang des Orakels von Delphi, dessen Blütezeit zwischen 700 und 500 v. Chr. lag und das erst im 4. nachchristlichen Jahrhundert sein Ende fand, geriet das Orakelwesen im Westen weitgehend in Vergessenheit und blieb im Wesentlichen auf spiritistische Zirkel und Wahrsager beschränkt. Als C. G. Jung eine plausible Erklärung dafür fand, wie es zum Beispiel möglich ist, dass das sechsmalige Werfen von drei Münzen zu einer sinnvollen Antwort auf eine dem *I Ging* gestellte Frage führen kann, wurde das Orakelbuch auch im Westen einem breiteren Kreis bekannt.

Die raumzeitlose Ewigkeit

Möglicherweise wird das 20. Jahrhundert als Zeitalter der Entdeckung der Relativität von Raum und Zeit in die Geschichte eingehen. Nachdem Einstein die Relativität von Raum und Zeit nachgewiesen und den Begriff der Raumzeit geprägt hatte, entdeckten Quantenphysiker nur kurze Zeit später, dass es im mikrokosmischen Bereich keine festen Größen gibt, sondern nur Wahrscheinlichkeiten. Die Quantenwelt ist eine Welt der Möglichkeiten und nach der Quantentheorie entscheidet der (beobachtende) Geist darüber, welche Möglichkeit sich jeweils als Wirklichkeit manifestiert.

Der Quantenphysiker David Deutsch geht davon aus, dass es auf der Quantenebene weder Raum noch Zeit gibt, sondern sogenannte *Snapshots* (Schnappschüsse), die in einem raum- und zeitlosen Kontinuum einen Pool von unendlichen Möglichkeiten für unendliche Wirklichkeiten bereithalten. Die Schnappschüsse sind in der raum- und zeitlosen impliziten Ordnung zunächst nur mögliche Wirklichkeiten, die erst in der expliziten Ordnung für denjenigen Realität werden, der sie aufsucht. Aus der Perspektive des Absoluten ist also jeder Augenblick, den wir erleben, ein Element der raumzeitlosen Ewigkeit.

Wir erleben diese Elemente aber als Ereignisse im dreidimensionalen Raum und in der dreidimensionalen Zeit. Andere Räume und andere Zeiten sind demnach weder früher oder später als jetzt noch anderswo als hier, sondern lediglich andere Zustände in einem ewigen Hier und Jetzt. Dass uns Menschen die Geschehnisse als Geschichte und die Räume als ein Nebeneinander erscheinen, hängt mit der Struktur des menschlichen Bewusstseins zusammen, das Ereignisse und Gegenstände in der Welt der Erscheinungen nur als ein Nach- und Nebeneinander erfassen kann.

Öffnungen im Himmel

Wer das kindliche Urvertrauen verloren und das durch alles Wissen hindurchgegangene Vertrauen eines erfahrenen Weisen noch nicht erlangt hat, der hält seine eigenen Projektionen für Realität. Sein Reich der Illusionen hat nur zwei Öffnungen zur Wirklichkeit hin. Die eine ist eine fundamentale Lebenskrise, die zur Kapitulation der alten Denk- und Wahrnehmungsmuster führt und dem Betroffenen die Möglichkeit bietet, aus der totalen Verzweiflung heraus ein neues Vertrauen zu entwickeln, das seinen Sitz nicht im Kopf, sondern im Herzen hat und die Erscheinungen nicht mehr in separate Einheiten einer dualistischen Welt aufspaltet, sondern sich jederzeit der Einheit von allem bewusst ist. Die vollkommene Verzweiflung katapultiert den Menschen in einen außergewöhnlichen Bewusstseinszustand, in dem es nur noch darum geht, nicht mehr zu leben oder anders zu leben.

Die zweite Öffnung besteht im freiwilligen Eintauchen in einen außergewöhnlichen Bewusstseinszustand, das heißt in einen vom konditionierten Bewusstsein befreiten Zustand, in dem die Welt in ihrer raumzeitlichen Einheit wahrgenommen werden kann. Eines der berühmtesten Beispiele für Wahrnehmung in einem außergewöhnlichen Bewusstseinszustand sind die Zukunftsvorhersagen der Pythia im Orakel von Delphi. Neueren wissenschaftlichen Untersuchungen zufolge sollen die aufsteigenden Dämpfe im Orakel von Delphi acetonhaltig und somit bewusstseinsverändernd gewesen sein, was eine plausible Erklärung für die Zuverlässigkeit der Zukunftsvorhersagen sein könnte.

Bestimmte Formen des erweiterten Bewusstseins eröffnen den Betroffenen anscheinend Zugang zu allen „Orten“ bzw. „Ereignissen“ (Snapshots) im raumzeitlichen Kontinuum, und zwar unabhängig von der Raum-Zeit-Koordinate, die die Person im gewöhnlichen Bewusstsein einnimmt. Diese quantenphysikalische Deutung ermöglicht ein völlig neues Verständnis von dem, was In-die-Zukunft-Schauen bedeutet. Es handelt sich um eine vorübergehende Befreiung von den Kategorien der gewöhnlichen menschlichen Wahrnehmung als dreidimensionale Raum- und Zeitvorstellung. Im außergewöhnlichen Bewusstseinszustand gibt es weder Breite, Höhe, Tiefe noch Vergangenheit, Gegenwart, Zukunft, sondern lediglich verschiedene Zustände. Diese Zustände erscheinen als Folge einer perspektivischen Einstellung auf einen bestimmten Ausschnitt aus einer Bilderkette, die an sich weder ein Neben- noch ein Nacheinander kennt, sondern erst im Bewusstsein des Wahrnehmenden zu einem subjektiven Wahrnehmungs- und Bedeutungsgeflecht dreidimensional verknüpft wird.

Bezogen auf die Vorhersagen des Orakels von Delphi würde das bedeuten, dass gar nicht in die Zukunft geschaut wurde, sondern mittels der Befreiung des Bewusstseins von konditionierter Wahrnehmung lediglich in die Dimension der ewigen Gegenwart eingetaucht wurde. Nur aus der Perspektive des gewöhnlichen Bewusstseins der Auftraggeber waren die Botschaften Zukunftsvorhersagen.

Bereits vor rund 2 500 Jahren hat Lao-tzu die Meinung vertreten, dass das Dao weder erkennbar noch erklärbar sei, sondern dass lediglich seine Wirkungen wahrnehmbar und erfahrbar seien. Damit nimmt er makrokosmisch eine Position ein, wie sie die Quantentheorie heute im mikrokosmischen Bereich vertritt. Beide Positionen sind insofern pragmatisch, als sie auf Erklärungen weitgehend verzichten, sich auf Beobachtung konzentrieren und ihr Augenmerk auf die praktischen Anwendungsmöglichkeiten richten, die sich daraus ergeben: die Quantenphysik im Dienst der Naturbeherrschung und Lao-tzu hinsichtlich einer Lebensführung im Einklang mit dem universellen Weltgesetz (Dao).

Ebenso wie das *Daodejing* war auch das *I Ging* von Anfang an der Versuch, einen praktischen Leitfaden für ein Leben im Einklang mit dem Dao zur Verfügung zu stellen. Beide Werke bestehen im Wesentlichen aus der Gegenüberstellung zweier grundverschiedener Lebensweisen: das Handeln im Einklang mit dem Dao und das Handeln in Opposition zum Dao. Das Dao, oder wie immer man die höchste Weisheit bezeichnen möchte, füllt leere Leinwände mit Motiven, die allesamt einen Schöpfungsprozess unter der Regie des Dao darstellen. Wollen wir dessen Botschaften empfangen und befolgen, müssen wir demzufolge zunächst einmal Tabula rasa machen. Darin sind sich Daoisten, Zen-Buddhisten und die Mystiker aller Zeiten einig (auch die christlichen Mystiker wie Jesus oder Meister Eckhart). Im *I Ging* heißt es: „Bevor wir aus dem reinen Brunnen schöpfen können, müssen wir ihn von abgestandenem, faulendem Wasser gereinigt haben."

Das Bewusstsein schafft Realität

Es nützt wenig, die Außenwelt durch herkömmliche oder esoterische Maßnahmen so verändern zu wollen, dass dadurch unsere Probleme gelöst werden und wir dann endlich glücklich sein können – je mehr wir uns vornehmen, endlich glücklich zu sein, desto mehr geht unser dahinterstehendes Bewusstsein des „Unglücklichseins" in Resonanz mit Lebensumständen, die uns bestätigen, mehr tun zu müssen, um glücklich zu sein. Es funktioniert aber genau andersherum: Wenn wir erkennen, dass wir gar keinen Grund haben, unglücklich zu sein, lösen sich die „Probleme" (die ja in Wirklichkeit keine sind) von selbst auf und die uns begegnenden Synchronizitäten passen sich unserer positiven Sichtweise an. **Unser Bewusstsein schafft die Realität, nicht unser Verstand.**

Wenn wir uns vornehmen, fest an mehr Geld, Macht oder Ansehen zu glauben, es uns inniglich wünschen, dann werden wir feststellen, dass genau das Gegenteil passiert. Je intensiver wir versuchen, mit positivem Denken, Gebeten oder Glaubenssätzen unser Schicksal zu beeinflussen, desto mehr geraten wir in die Polarität und es passiert das Gegenteil dessen, was wir wollen. Das liegt daran, dass alles, was wir uns über den Verstand wünschen, auf dem Bewusstsein beruht, dass wir das, was wir uns wünschen, nicht haben. Wir zementieren also mit jedem Wunsch unser Bewusstsein des Mangels. Analog zu den Resonanzgesetzen bekommen wir genau das gespiegelt – Mangel. Erst auf den höheren Stufen der Bewusstseinspyramide wird der Ausschlag des Polaritätspendels geringer. Je tiefer wir uns auf der Bewusstseinsebene befinden, auf der wir noch an alle möglichen Emotionen und Zwänge angehaftet sind, desto stärker schlägt das Pendel aus. Bewusster zu sein bedeutet, immer freier zu werden von den Ausschlägen der Polarität.

> Sie werden schwerlich einen tieferschürfenden wissenschaftlichen Geist finden, dem nicht eine eigentümliche Religiosität eigen ist. Seine Religiosität liegt im verzückten Staunen über die Harmonie der Naturgesetzlichkeit, in der sich eine so überlegene Vernunft offenbart, dass alles Sinnvolle menschlichen Denkens und Anordnens dagegen ein gänzlich nichtiger Abglanz ist. Unzweifelhaft ist dies Gefühl nahe verwandt demjenigen, das die religiös schöpferischen Naturen aller Zeiten erfüllt hat.
>
> Albert Einstein

Heilendes Bewusstsein

Das Bewusstsein, die tiefe innere Überzeugung, das Vertrauen und die selbstverständliche Gewissheit sind die eigentlichen Heiler. Die Fähigkeit, positive Erwartungen in Heilung umzumünzen, scheint sich sogar im Laufe der Evolution in den Instinkten verankert zu haben. Wer mit dieser Gabe auf die Welt kam, hatte einen Überlebensvorteil, weil er in der Lage war, Gefühlen von Niedergeschlagenheit, Bedrückung und Hoffnungslosigkeit etwas entgegensetzen zu können.

Tatsächlich haben Placeboforscher erste Hirnareale einkreisen können, in denen Hoffnung und Zuversicht in körpereigene Schmerzmittel übersetzt werden. Diese Hirnregionen sind in der Lage, Mechanismen zu aktivieren, die wie Medikamente gegen Krankheiten und Stress ankämpfen können. Die Studien erklären letztlich auch, wie es möglich war, dass Ärzte vor dem 20. Jahrhundert überhaupt Erfolge verzeichnen konnten, obwohl sie bekanntlich unglaublichen Unsinn verzapften. Man betrachte nur ein Schädelbohrbesteck aus dem 18. Jahrhundert. Warum rebellierten die Menschen nicht gegen die vielen unsinnigen und gefährlichen Rosskuren? Trotz des umfassenden Einsatzes schädlicher Methoden und absonderlicher Gifte wurden Ärzte geachtet und verehrt. Der Grund dafür ist einfach: Sie selbst waren das therapeutische Agens und ihre Patienten glaubten an sie.

Es gibt keine objektive Wirklichkeit „außerhalb“ von uns – wir selbst erschaffen den Großteil unserer Realität, indem wir sie aus einem unbegrenzten Möglichkeitsraum auswählen. Jeder Einzelne von uns hat damit einen weitaus größeren Einfluss auf das, was ihm „widerfährt“, als wir normalerweise glauben. Einen blinden Zufall gibt es nicht – alles, was wir wahrnehmen und erleben, ist das unmittelbare Produkt aller gemachten Erfahrungen und Programmierungen unseres Bewusstseins. Die persönliche Akzeptanz dieser Feststellung hängt davon ab, inwieweit wir in unserem tiefsten Inneren erkannt haben, dass wir keine voneinander getrennten Individuen, sondern Aspekte einer universellen Bewusstseinsstruktur sind, an deren Schöpfungsprozess wir in jedem Moment aktiv mitwirken.

Die folgenden wissenschaftlichen Theorien der modernen Physik untermauern die Grundthesen dieses Buches zu den spirituellen Naturgesetzen und bestätigen, dass der Geist stärker ist als die Materie und dass wir selbst unsere Realität weitaus mehr bestimmen können, als wir es jemals für möglich gehalten hätten.

- **Chaostheorie:** Die Ergebnisse der Chaostheorie lehren uns, dass geringfügigste Ursachen unter Umständen enorme Wirkungen haben können und dass die Welt ein komplexes System aus Ursachen und Wirkungen ist, wobei alles von allem beeinflusst werden kann.
- **Gaia-Hypothese:** Laut der Gaia-Hypothese von James Lovelock und Lynn Margulis ist der Planet Erde ein komplexes System, das sich wie ein Organismus selbst erhält. Dies steht in Übereinstimmung mit der Verehrung der „Mutter Erde“ in vielen Naturreligionen. Erdbeben, Vulkanausbrüche und ähnliche Naturereignisse sind Ausdruck eines „erkrankten“, aus der natürlichen Ordnung geratenen Systems.
- **Holographisches Universum:** Diese Interpretation der Quantenphysik nach David Bohm bestätigt die schamanischen Anschauungen, dass wir alle Teil eines riesigen Ozeans von schöpferischer Energie sind, dass es keinen grundlegenden Unterschied zwischen toter Materie und Bewusstsein gibt, dass alles mit allem verbunden und somit jedes Teilchen im Universum über alles „informiert“ ist, was im Universum geschieht.
- **Morphisches Feld:** Rupert Sheldrakes Hypothese der morphischen Felder begründet eine Art Gedächtnis der Natur (vgl. auch Ervin Laszlos

fünftes Feld), das unter Umständen zahlreiche Phänomene von außersinnlicher Wahrnehmung und Wahrsagerei erklären könnte.

- **Multiversum:** Die zunehmende Akzeptanz einer möglichen Existenz paralleler Welten in der modernen Physik bestätigt ähnliche Ansichten in Schamanismus und New Age.
- **Quanten-Nichtlokalität:** Durch die Komprimierung des ganzen Universums in einem Punkt beim Urknall sind alle Teilchen in nichtlokaler Weise miteinander verschränkt. Diese in Raum und Zeit nichtlokale Verbindung von allem mit allem wird als Erklärung für zahlreiche esoterische Phänomene herangezogen.
- **Quantenpotenzial und die Energie des Quantenvakuums:** Das Quantenpotenzial und die Energie des Quantenvakuums sind laut Ken Wilber die physikalische Grundlage für die subtile Energie Nüspa, Prana oder Qi, aus der alles Immanente hervorgeht, indem sich ständig eine unbegrenzte Potenzialität in eine eindeutige Realität wandelt.
- **Relativitätstheorie:** Die aus der speziellen Relativitätstheorie von Albert Einstein resultierende Sichtweise der Blockzeit wird als eine mögliche Erklärung für das Phänomen der Wahrsagerei gesehen, da Vergangenheit, Gegenwart und Zukunft in gewisser Hinsicht parallel existieren.
- **Stringtheorie:** Die Superstringtheorie und die M-Theorie bestätigen die Sichtweise, dass alles aus der gleichen grundlegenden Substanz aufgebaut ist und sich nur in der Energiesignatur bzw. Schwingungsfrequenz unterscheidet.

Die asiatischen Weisheitslehren stehen ebenso wie der Schamanismus im Einklang mit den modernen kosmologischen Hypothesen zur Entstehung des Universums und mit der darwinschen Evolutionstheorie zum Mechanismus für die Entstehung der Vielfalt des Lebens und dessen Wandel im Laufe vieler Jahrmillionen. Magie wird von der neuen Physik nicht als übernatürliches Wunder verstanden, sondern als natürliche Wechselwirkung von Geist und Materie in einer ganzheitlichen und dynamischen Welt, in der alles mit allem in nichtlokaler Weise über Raum und Zeit miteinander verbunden ist.

Die Welt der Wunder und außergewöhnlichen Fähigkeiten

Wir sollten nicht vergessen, dass nicht nur die schamanischen Heiler, sondern wir alle über Kräfte verfügen, die durch ungewöhnliche Fähigkeiten zum Ausdruck kommen können. Denken Sie nur daran, wie Blindheit, Taubheit und andere Behinderungen vielen Menschen den Weg zu einer Entwicklung metanormaler Fähigkeiten weisen. Die Anzahl der Männer und Frauen, die dadurch, dass sie einem schweren Leiden voller Mut begegneten, außergewöhnliche Tiefen des menschlichen Verstehens, neue Feinheiten der Sinneserfahrung und eine wahrhafte Freude in gewöhnlichen Vergnügungen und im Leiden entdeckten, ist beeindruckend groß. Blinde Menschen, die ihren Standort durch Geräusche, die sie mit ihrem Gehstock erzeugen, exakt erfassen können, die wissen, wann der Mond aufgegangen ist, die Position und Bewegung der Wolken am Tageshimmel bestimmen können, die Farben von Stoffen durch Berührung erfassen können, sind dramatische Beweise für die Transformationsmöglichkeiten des Menschen.

Michael Murphy beschreibt in seinem Buch *Der Quantenmensch* Vorboten eines epochalen Übergangs in der menschlichen Entwicklung, die darauf hindeuten, dass erst jetzt die wirklichen Potenziale des Menschen hervortreten. An zahlreichen Menschen sind außergewöhnliche Formen der Wahrnehmung beobachtet worden: Hellsehen, Kontakt mit anderen Wesenheiten, außergewöhnliche Bewusstseinszustände, außergewöhnliche Fähigkeiten des Kommunizierens oder der Einflussnahme auf Menschen oder Dinge über große Entfernungen, übernormale Willenskräfte, die gebündelt mit verschiedenen Triebkräften zu außergewöhnlichen Handlungen befähigen, Liebe, die gewöhnliche Bedürfnisse transzendiert, oder überragende geistige Fähigkeiten, durch die große künstlerische oder andere Werke in ihrer Ganzheit erfasst werden. Menschen mit solchen Fähigkeiten geben uns ebenso wie die großen Mystiker aller Zeiten eine Idee von unserem ungenutzten, aber vorhandenen Potenzial.

Auf den Punkt gebracht

Die Quantenphysik belegt inzwischen sehr deutlich, dass vieles, was bisher als esoterischer oder philosophischer Aberglaube abgetan wurde, nun doch belegbar ist und das bestätigt, was Schamanen seit jeher wussten.

Wir allein tragen die Verantwortung für das, was in uns und um uns herum passiert. So können Situationen zu jedem Zeitpunkt verändert werden. Werden wir uns der Verantwortung und der daraus resultierenden Möglichkeiten bewusst, können wir Wunder vollbringen, die wir bisher nicht für möglich gehalten haben. Wir können selbstbewusst das Steuer in die Hand nehmen und den neuen Kurs selbst bestimmen.

14
Der Geist als Schöpfer

Glück und Mangel

> Wage deinen Kopf an den Gedanken, den noch niemand dachte, wage deinen Schritt auf den Weg, den noch niemand ging, auf dass der Mensch sich selber schaffe und nicht gemacht werde von irgendwem oder irgendetwas.
>
> Friedrich Schiller

Stellen Sie sich eine Galaxie, einen kreisrunden Spiralnebel oder ganz einfach ein spiralförmiges Schneckenhaus von oben vor. Das tiefste Innere, das Zentrum der Spirale, steht für das Innerste im Menschen. Es ist der Bereich in uns, der heil, vollständig und ganz ist. Aus seiner Mitte heraus nährt sich unsere Lebensenergie, strahlt unser Bewusstsein in unseren Geist, unsere Seele und unseren Körper. Ist die zirkulierende Lebenskraft stark und fließt sie gleichmäßig, hat der Mensch einen klaren, freundlich leuchtenden Blick, eine attraktive Ausstrahlung, eine deutliche und kraftvolle Stimme. Sein Gang ist aufrecht und sein Händedruck fest.

Wenn jedoch falsches Denken und als Folge verfälschte Überzeugungen und Emotionen unsere Seele ergriffen haben, leben wir getrennt und entfremdet von uns selbst. Verfangen in Vorstellungen und Überzeugungen, in Aktivität und Ruhelosigkeit fühlen wir uns vom wirklichen Leben eingeengt und vom Glück im Stich gelassen. Unsere Lebenskraft ist gestört, erschöpft oder gestaut. Je weiter wir uns aus der Mitte entfernen, desto tiefer sind wir im Leid verstrickt. Das Zentrum, die Mitte, gerät in Vergessenheit.

Zurück bleibt eine unbestimmte Sehnsucht. Ein Sammelsurium falscher Vorstellungen und Ängste regiert unser Dasein immer mehr. Die Suche nach Scheinbefriedigung und Schmerzvermeidungsstrategien bestimmt unser unermüdliches Streben, scheinbar Verlorenes zurückzuholen. Die einen fallen in Überaktivität (Rajas/Windkrankheit), die anderen versumpfen in Trägheit und lähmender Schwermut (Tamas/Schleimkrankheit). Krankheit der Gier nannten die alten Mönchsärzte Tibets diesen Zustand – obwohl wir von allem reichlich haben und unsere Grundsicherung gewährleistet ist, empfinden wir einen Mangel. Wir streben nach mehr Anerkennung, Aufmerksamkeit, Liebe, Zuwendung, Macht, Geld oder Wohlstand. Letztlich bringen wir durch diese „falschen Gedanken" nur eines zum Ausdruck: Wir sind nicht zufrieden mit dem, was ist.

> Es gibt keine Differenzen zwischen Mystikern, sondern nur zwischen Dogmatikern.
>
> Rolf Stürmer

Es existieren so viele Arten von Glück und Wege zum Glück, wie es Menschen und Philosophien gibt. Die elementarste Glückserwartung spiegelt sich in der Form der Begrüßung wider, mit der man in allen Ländern seit allen Zeiten ausdrücken will, dass man dem Mitmenschen etwas Gutes wünscht. Der Inuit grüßt mit den Worten: „Ist dir warm?" Der Chinese fragt: „Bist du satt?" Die Nomaden des Orients grüßen mit: „Salam aleikum." Sie drücken damit das Grundbedürfnis nach Frieden aus. Der Römer sagt: „Salve" und „Salute" – die Gesundheit ist für ihn offenbar das Wichtigste. Die katholischen Völker wiederum sehen in der Verbindung zu Gott das wahre Glück und sagen: „Adios", „Adieu", „Grüß Gott".

Diese Beispiele zeigen, dass Glück schon in den kleinsten Dingen zu finden ist (Wärme, Essen, Gesundheit) und wie töricht es ist, dass viele Menschen meinen, wahres Glück nur jenseits der Berge finden zu können oder doch zumindest jenseits des Alltäglichen in den großen Dingen.

Der Deckel auf dem Topf

Aus der Töpfersprache des Mittelalters hat sich eine sehr passende Interpretation des Wortes Glück herausgeschält. Die Deckel für die Töpfe waren schwer herzustellen, da sie genau passen mussten, damit der Topf luftdicht abgeschlossen werden konnte. Der Deckel hatte die Bezeichnung *guluck* und war nur dann ein echter Guluck, wenn er genau passte. Aus dem Begriff Guluck wurde möglicherweise im Englischen das Wort „luck" und im Deutschen „Glück". Wenn Deckel und Topf zusammenpassen, ist das Glück also vollkommen.

Das Recht auf Glück und Selbstverwirklichung

Das Recht auf Glück (*right of the pursuit of happiness*) ist bereits in der amerikanischen Unabhängigkeitserklärung verankert. Dieser Glücksbegriff zeigt aber auch seine Ambivalenz – Glück heißt nicht nur, sich mit dem zufriedenzugeben, was man hat (so wie es der Dalai Lama definiert), sondern bedeutet vor allen Dingen das Recht auf Selbstverwirklichung. Das Streben nach ständiger Verbesserung, nach Innovation, Fortschritt und Höherem ist ein elementarer Bestandteil der Natur. In gewisser Weise ist dieses Streben sogar ein Ausdruck des Lebenswillens.

Ein Verzicht auf die Optimierung der Lebensumstände im Großen wie im Kleinen, auf Selbstverwirklichung, würde zu Frustration und damit zum Gegenteil von Glück führen. Es geht darum, die Mitte, das Augenmaß, die richtige Spannung im Bogen zu finden. Das Boreout-Syndrom (Langeweile) und die Schleimkrankheit (Tamas) stellen das Extrem auf der einen Seite dar, die Unruhe des Verstandes, die Überaktivität und die Windkrankheit (Rajas) stehen auf der anderen Seite. Der Anspruch auf Selbstverwirklichung darf die Grenze zu unrealistischem Ehrgeiz, zu Wunschträumen und letztlich zur Selbstversklavung also nicht überschreiten. Glücklich sein kann nur, wie die Stoiker sagen, wer im Einklang mit der Natur im Allgemeinen und mit seiner eigenen Natur im Besonderen lebt und sich nicht zum Sklaven übertriebenen Ehrgeizes macht.

Maß halten

Für den Stoiker ist Glückseligkeit der Zustand der *apatheia*, die es uns ermöglicht, den nötigen Abstand zu allen Wünschen und Leidenschaften zu halten. In diesem Zusammenhang betont Friedrich Nietzsche den Gedanken, dass die Kraft in der Ruhe und in der Fähigkeit liegt, über sich und andere lachen zu können.

Wichtig erscheint mir jedoch vor allen Dingen die Aufforderung Epikurs, das „kleine Glück" zu suchen. Er pries sich bereits dann glücklich, wenn ihn sein Freund gelegentlich mit seinem Lieblingsziegenkäse versorgte. Das höchste Glück fand er im Garten bei geistreichen Gesprächen mit guten Freunden. Er suchte die Verbindung von Natur, Geist und sozialen Kontakten. Ein wichtiger Begriff war für ihn neben der *ataraxia*, der heiteren Gelassenheit, die Bescheidenheit, griechisch *mesotis*, lateinisch *modestia*. Im Verlust der *mesotis*, das heißt der Mitte, die für ihn immer gleichbedeutend war mit dem goldenen Mittelweg, sah er das Grundübel der Menschen. Ebenso wie später Seneca verurteilte er ausdrücklich das übersteigerte Streben nach Glück als mangelndes Augenmaß. Seneca zufolge muss jeder Mensch auch seine eigenen Grenzen anerkennen.

Auch die deutschen Philosophen der Neuzeit verstanden es, sehr pragmatische Definitionen von Glück zu geben. Kant fand das Glück in Pflichterfüllung, sittlicher Lebensführung und Dienst am Nächsten. Von ihm stammt der volkstümliche Spruch: „Das Glück, das du anderen bereitest, kehrt tausendfach zu dir zurück." Auch Schopenhauer lieferte einen wichtigen Beitrag, als er sagte, dass das Unglück der Menschen durch Langeweile und geistige Trägheit bedingt sei. Umgekehrt müsse man Glücksuchende dazu ermuntern, in jeglicher Weise aktiv und geistig regsam zu sein und zu bleiben.

Das Ziel des Weges

Das expandierende Universum scheint eine riesige, vielschichtige Bewusstseinsmatrix zu sein, die sich selbst in immer kleinere Einheiten unterteilt hat. Diese Unterteilung könnte dem Ziel dienen, Erfahrung zu kreieren. Wir alle sind Aspekte dieser Struktur. Dürfen wir auf allen Ebenen immer wieder neue Realitäten aus der Fülle der unbegrenzten Möglichkeiten erschaffen, damit sich das Universum durch uns erfahren kann? Ein bemerkenswert theoretischer Gedanke. Geht es also nur darum, dass wir uns letztlich selbst stärker erfahren? Ein alter Schamane sagte mir einmal ganz direkt: „Was du alles getan hast, interessiert mich nicht – mich interessiert nur, was du gefühlt hast, während du es tatest."

Dabei nicht nur blind zu schaffen, sondern sehend und fühlend zu erfahren, ist das Ziel dieses Weges. Das Spannende ist jedoch, dass unsere Ziele, Wünsche und Anhaftungen immer geringer werden, je höher wir in der Bewusstseinspyramide stehen. Je mehr wir uns der absoluten Bewusstheit nähern, umso klarer wird uns, dass es nichts mehr zu tun gibt, außer zu sein, zu sehen, zu erfahren zu spüren. Eins zu sein mit allem und im Augenblick alles Glück dieser Welt zu erfahren – nichts ist mehr zu tun.

> Die größte Entdeckung jeder Generation liegt darin, dass die Menschen ihr Leben ändern können, indem sie ihre Geisteshaltung ändern.
>
> Albert Schweitzer

Hans im Glück – Haben oder Sein

Hans tauschte den Lohn für sieben Jahre Arbeit, einen kopfgroßen Klumpen Gold, gegen ein Pferd, das Pferd gegen eine Kuh, die Kuh gegen ein Schwein, das Schwein gegen eine Gans, die Gans gegen einen Schleifstein mitsamt einem einfachen Feldstein – und glaubte jedes Mal, ein gutes Geschäft gemacht zu haben, weil das neue Gut ihm weniger Schwierigkeiten zu machen schien als das weggegebene Gut. Zuletzt fielen ihm, als er trinken wollte, die beiden schweren Steine in einen Brunnen. „So glücklich wie ich", rief er, „gibt es keinen Menschen unter der Sonne." Mit leichtem Herzen und frei von aller Last ging er weiter.

Hans ist auf seinem Weg im Glück und macht dabei einen inneren Wachstumsprozess durch. Er zeigt uns, dass das wahre Glück des Lebens nicht von materiellen Gütern abhängt. Sie sind zwar zeitweise nützlich – als er zum Beispiel das Pferd eintauscht, auf dem er eine Weile reiten kann –, aber sie behindern irgendwann unser eigentliches, sprich unser spirituelles

Weiterkommen. Im Verlauf unserer spirituellen Entwicklung verliert der Wert materieller Güter immer mehr an Bedeutung. Je größer und wertvoller der Besitz, desto schwerer ist die Belastung, hier symbolisiert durch den kaum zu tragenden Goldklumpen.

Aber auch unsere Bedürfnisse ändern sich. Es ist nicht so, dass wir immer wieder dasselbe für gut und wichtig halten. Je nach Situation und wachsendem Entwicklungsstand entwickeln wir neue und andere Bedürfnisse. Hans zeigt uns, dass wir nicht an irgendeinem Besitz festhalten müssen, sondern heiter, gelassen und spielerisch mit unserem weltlichen Gut und Leben umgehen sollten. Spontan und intuitiv wie ein Kind sollten wir uns mehr an unseren augenblicklichen Bedürfnissen orientieren und dabei darauf vertrauen, dass uns alles Nötige im richtigen Moment zufällt. Dieses Vertrauen lässt Hans seinen Weg im Glück leichten Fußes beschreiten. Er zeigt Lebensbejahung und ungetrübtes Vertrauen ins Leben und das Leben bestätigt ihm genau dies. Kaum ein Märchen könnte besser zum Ausdruck bringen, wie ein Bewusstsein der Leichtigkeit und des Vertrauens die Dinge im Leben ganz von selbst regelt.

Wer das Märchen liest oder eine Verfilmung sieht, bekommt unweigerlich das Gefühl, Hans wäre einfältig, leichtsinnig und unbedacht. Das ist richtig für denjenigen, der die Welt aus der gewohnten Perspektive der eigenen Überzeugungen sieht. Wer für sich selbst schon zu einem Bewusstsein der Freiheit gefunden hat, der erlebt Hans als spontan, leichten Sinnes und ohne Gedanken oder Ängste, die seinen Weg im Glück nur überschatten würden.

> An Haben verlieren bedeutet, an Sein zu gewinnen.
>
> Erich Fromm

Der frische Geist und das Glückspilzbewusstsein

Sind wir auf den Ebenen der Unzufriedenheit, steht am Anfang der Veränderungen ein frischer Geist, dessen Gedanken auf einem klaren Bewusstsein ruhen. Wurzelnd auf gesundem Vertrauen und unterstützt von einer klaren Absicht und Intention, findet er im Außen seine Resonanz.

Alle Kraft kommt aus der Fülle. Kraft unserer Gedanken und Absichten können wir uns bewusst werden, was für ein unglaubliches Glück wir doch haben. Unsere grundlegenden Überlebensbedürfnisse sind gestillt, alles, was wir brauchen, steht uns zur Verfügung. Es ist nicht allzu schwer, unser Bewusstsein dafür, dass wir ein „Glückspilz" sind, so aufzuladen, wie man eine Batterie auflädt. Das Glückspilzbewusstsein verhilft uns zu der Fülle, nach der wir uns sehnen.

Wir brauchen uns dazu nur in Hans im Glück hineinzufühlen und werden dann schnell feststellen, dass wir wirklich von allem genug haben. Alles, was wir brauchen, steht uns und allen anderen auch zur Verfügung. Betrachten wir dann, was bisher in unserem Leben gut gelaufen ist, schauen wir auf all die Dinge, die in unserem Leben funktionieren, und auf das, was wir haben und sein dürfen – jetzt in diesem Augenblick –, dann werden wir unweigerlich feststellen: Was bin ich doch für ein Glückspilz!

Aus diesem Gefühl wird, wenn wir regelmäßig Aufmerksamkeit und Energie hineinlenken, schließlich eine Überzeugung, ein Wissen, das Vertrauen schafft und Mut macht. Alle geistigen Gesetze führen nun dazu, dass wir im Außen eine Realität erschaffen, die unsere Fülle widerspiegelt und unsere Überzeugung, dass wir ein Glückspilz sind, bestätigt. Nun können wir uns mehr und mehr von unseren alten Gewohnheiten und deckelnden Überzeugungen lösen, wie Hans im Glück loslassen und uns neu ausrichten. Ab jetzt geht es darum, wie im Bogenschießen die richtige Spannung zu finden, ohne dass uns wieder der Raum für das Innere verlorengeht.

Das Universum im Herzen

Alles, was wir fühlen, verschafft sich in irgendeiner Form Ausdruck. Aus diesem Grund häuft sich alles, worüber wir klagen. Gedachte Klagen und ausgesprochene Klagen, die gedachte Klagen zementieren, führen zu einer Häufung der Ereignisse, über die wir klagen. Schnell entwickeln wir daraus eine Gewohnheit, die nur mit großer Anstrengung aufgebrochen werden kann. Wie eine Sucht halten uns unsere Moleküle in genau diesen Vorstellungen gefangen. Und diese Vorstellungen werden Realität.

Das Universum besteht aus Geschichten, nicht aus Atomen.

MURIEL RUKEYSER

Jeder von uns erschafft sich im Laufe seines Lebens sein eigenes Universum. Mit ihm im Herzen tanzen wir einen Tanz und verschaffen dem Ausdruck, was sich aus uns heraus entfalten will. Folgen wir dem, was funktioniert und was uns nährt, was uns ein gutes Gefühl bereitet, und haben wir grundsätzlich das Gefühl, auf dem richtigen Weg zu sein, dann steht die geballte Kraft des Universums hinter uns und unterstützt uns.

Der Aspekt des Menschen, der bewusst beobachtet (das Bewusstsein), ist nicht identisch mit dem Teil, der denkt (dem Verstand). Je mehr wir lernen, den denkenden Verstand zu beobachten, statt uns mit ihm zu identifizieren, desto mehr können wir unser Leben nach freiem Willen gestalten.

Das Unteilbare

Jeder Mensch ist ein eigenständiges Individuum. Der Begriff Individuum stammt aus dem Lateinischen und heißt „das Unteilbare“. Wir sind als menschliche Wesen unteilbar. Etwas, das unteilbar ist, ist vollkommen. Ich bin so, wie ich bin, vollkommen. Meine Persönlichkeit, meine Emotionen, meine Gedankenwelt, mein Aussehen – alles, was mein Wesen ausmacht, es einzigartig sein lässt, ist der höchste Ausdruck von Vollkommenheit. Diese Erkenntnis führt zu einer tiefgehenden Selbstakzeptanz, die der Schlüssel für allumfassende Toleranz sein kann. Tolerant zu sein wiederum heißt zu lieben. Wer liebt, befindet sich im Einklang mit der unendlichen Liebe und bildet mit ihr eine Einheit. Die Achtung der Naturgesetze wird zur Triebfeder unseres Handelns und Denkens und erzeugt diese lebensbejahende Einstellung, in der die Welt ein anderes Gesicht bekommen kann. Frei von äußeren Zwängen können wir Lebensgemeinschaften errichten, in der das Individuum als anerkanntes, vollkommenes Wesen der Mittelpunkt ist.

Die Welt ist, wofür wir sie halten

Unabhängig davon, wer wir sind und wo wir leben, wird unsere Erfahrung von der Welt von dem geprägt, was wir an eigenen Wahrheiten in uns tragen. Wir sehen die Welt in jedem Augenblick so, wie wir sie sehen wollen. Das heißt, unser Bewusstsein schafft aus einem unbegrenzten, multidimensionalen Raum von Möglichkeiten den Inhalt dessen, was wir um uns herum vorfinden. Einen blinden Zufall gibt es nicht – alles, was wir wahrnehmen und erleben, ist ein unmittelbares Produkt unseres Bewusstseins.

> Ob eine schwarze Katze Unglück bringt oder nicht, hängt davon ab, ob man ein Mensch ist oder eine Maus.
>
> MAX O'RELL

Dabei haben wir in jedem Augenblick die Fähigkeit, unsere Ausrichtung neu zu justieren und damit aus der Vielzahl der Möglichkeiten eine neue Möglichkeit auszuwählen. Eine positive äußere Realität lässt sich zum Beispiel schon durch die Wahrnehmung von Glück erzeugen. Bereits das aufmerksame Registrieren der schönen Dinge um uns herum verstärkt den positiven Effekt auf die Außenwelt.

Die Vergangenheit heilen, indem wir die Zukunft ändern

Aus einem Bewusstsein der Fülle gelingt es uns, eine individuelle Realität zu kreieren, die wir selbst bestimmen. Die Erfahrungen dieser Realität sind Teil der Ursache, aufgrund der wir auf diesen Planeten gekommen sind. Es gibt keinen wirklichen Grund, die Zukunft zu fürchten. Unsere Möglichkeiten sind fantastisch und grenzenlos, wenn wir wirklich bereit sind, sie zu realisieren, und unsere Energie darauf ausrichten. Gefährlicher als die Zukunft ist die Vergangenheit mit ihren alten Mustern, Glaubenssätzen und Überzeugungen. Sie blockieren unsere Möglichkeiten in dem Maße, in dem wir sie immer wieder durchkauen. Das Umsortieren unserer Bedenken und Vorurteile bringt uns jedoch nicht weiter. Die wachgerüttelten Emotionen verstärken auf chemischer Ebene nur die Abhängigkeit von diesen Anhaftungen und lassen uns weiter im Hamsterrad strampeln.

Die Vergangenheit ist veränderbar, da einmal geschaltete Neuronennetze lösbar sind. Ähnlich wie Bill Murray es in dem Film *Und täglich grüßt das Murmeltier* schafft, aus der Zeitfalle, die ihn immer wieder das Gleiche erleben lässt, auszubrechen, können wir unsere Gewohnheiten ändern. Dazu ist es notwendig, Bewusstsein zu trainieren, sich selbst als Beobachter neben sich zu stellen, um emotionsfrei Wahrheit und Täuschung (Muster) voneinander trennen zu können. Dann bedarf es einer Idee, einer Absicht und schließlich einer Entscheidung, die zu einer ganz neuen, „ver-rückten" Handlung führt, einer praktischen Tat, die alte Strukturen aufbricht und ganz neue Erfahrungen ermöglicht. Das Meistern dieser Herausforderungen macht uns frei von der Umklammerung der Vergangenheit.

Es geht also darum, den Fokus auf neue Erfahrungen zu lenken, um die Peptidrezeptoren auf diese Weise zu „entwöhnen". Denn Synapsen, die sich miteinander verschaltet haben und zusammen feuern, verschalten sich nicht weiter, wenn sie nicht mehr so häufig abgerufen werden. Wird der Fokus auf neue Erfahrungen ausgerichtet, lösen sich die feinen Dendriten mit der Zeit und lassen damit die alten Muster los.

Den Weg in unsere Zukunft weisen uns unsere Leidenschaften und die Ausrichtung der Aufmerksamkeit auf das, was funktioniert, was uns nährt, uns ein gutes Gefühl und innere Befriedigung bereitet. Wenn wir die gleiche Absicht ständig und immer wieder hegen, dann verändern wir die Anziehungskräfte (Quantenwahrscheinlichkeiten) und alte Anhaftungen beginnen sich zu lösen. Der Weg ist da, wo die Angst ist: Gehen wir ihn, lösen wir die Angst auf.

Unsere tiefste Angst ist nicht die, dass wir unzulänglich sind. Unsere tiefste Angst ist die, dass wir über die Maßen machtvoll sind. Es ist unser Licht, nicht unsere Dunkelheit, das uns am meisten erschreckt. Wir fragen uns: Wer bin ich denn, dass ich so brillant, großartig, talentiert, fabelhaft sein sollte? Aber wer sind Sie denn, dass Sie es nicht sein sollten? Sie sind ein Kind Gottes. Wenn Sie sich kleinmachen, dient das der Welt nicht. Es hat nichts von Erleuchtung an sich, wenn Sie sich so schrumpfen lassen, dass andere Leute sich nicht mehr durch Sie verunsichert fühlen. Wir sollen alle so leuchten wie die Kinder. Wir sind dazu geboren, die Herrlichkeit Gottes in uns zu manifestieren. Sie existiert in allen von uns, nicht nur in ein paar Menschen. Und wenn wir unser eigenes Licht leuchten lassen, erlauben wir auch unbewusst anderen Menschen, das Gleiche zu tun. Wenn wir von unserer eigenen Furcht befreit sind, befreit unsere Gegenwart automatisch auch andere.

Marianne Williamson

Wenn wir uns ein Bild ausmalen oder eine Vision entwickeln, wie unser Ziel, unsere Zukunft aussehen soll, dann wirken dieses Bild, die Vision und die damit verbundenen Gefühle wie Magneten, die in Resonanz gehen und das anziehen, was wir wirklich wollen. Der Weg zum Ziel verläuft über die fünf Elemente.

- Die Idee, die Vision des Neuen, wird im Erdelement zwischen den Gedanken und der Intuition (Sonne) geboren.
- Die Entscheidung zur Umsetzung und das Loslassen des Alten geschehen mithilfe einer starken Metallenergie.
- Die Kraft des Wassers liefert das nötige Vertrauen.
- Es nährt den Mut, der wiederum mit einer starken Holzenergie zu den praktischen Handlungen führt, die unabdingbar sind. Die Tatkraft wiederum bricht die alten Strukturen auf und lässt Neues entstehen.
- Mit der Kraft des Holzes wird das Feuer entfacht. Das Feuer der Freude, der Liebe und der Leidenschaft trägt die Früchte dessen, was wir auf der Erde gesät haben.

Veranlagung und Lebensziel

Gelingt es uns, den Augenblick zu achten und uns der sich offenbarenden inneren Stimme anzuvertrauen, können wir gar nicht mehr am Ziel unseres Lebens vorbeigehen. Jeder Mensch ist mit einer speziellen Konstitution ausgerüstet, die es ihm ermöglicht, sein ureigenes Lebensziel zu erreichen. Das Störfeuer der Gedanken, Konditionierungen und Sicherheitsprogrammierungen erweist sich dabei einerseits als äußerst hinderlich. Andererseits geben uns diese Begrenzungen nicht selten die Möglichkeit, durch das Beschreiten eines Umweges zunächst das zu erfahren, was und wer wir nicht sind, um dann erfahren zu können, wer wir wirklich sind.

Das Lebensziel ist stets mit einem grundsätzlichen Thema verbunden. Alle äußeren Situationen, Darstellungen, Zufälle, Schicksalsschläge und Synchronizitäten dienen nur dem einen Zweck: dieses Thema zu verdeutlichen und ins Bewusstsein zu rufen. Um in die Erfahrung des entsprechenden, nach Ausdruck drängenden Zieles zu kommen (beispielsweise Helfen, Heilen, Kommunikation, Gestaltung), erfahren wir Situationen, die uns helfen, das zu gebären, was sich aus uns heraus entwickeln will. Nehmen wir uns des Themas an, haben wir Topf und Deckel zusammengeführt. Wir sind in unserem Element, in der Mitte.

> Das Geheimnis des Glücks ist die Freiheit, das Geheimnis der Freiheit aber ist der Mut.
>
> Perikles

Loslassen

Die Fülle kann nur erfahren werden, wenn wir bereit sind loszulassen. Nur die Fähigkeit, loszulassen, spiegelt unser wahres Bewusstsein von Fülle wider. Trauen wir uns nicht, dann binden uns noch immer Angst und Mangel. So kann es uns leicht passieren, dass wir plötzlich alles verlieren, woran wir haften, weil uns das System lehren will, dass wir nichts außer dem wahren Selbst brauchen. Wir müssen also auch das letzte Festhalten an den jetzigen, eventuell krankmachenden Lebenseinstellungen aufgeben, um wirklich in die Fülle gehen zu können und heil zu werden.

Der Grad, in dem wir loslassen und uns dem Inneren in uns zuwenden, wird in der Zukunft darüber bestimmen, wie frei, glücklich und erfüllt wir leben werden. Solange alte Überzeugungen und Sicherheitsstrategien des Verstandes die Führung haben, kann sich wirkliches Leben in seiner bunten Vielfalt und Sinnlichkeit nicht entfalten. Wenn wir dagegen loslassen, können wir zum Meister und Künstler unseres Lebens werden.

Am roten Faden über dem Abgrund

Sehen wir es wie ein Abenteuer. Wir hängen mit beiden Händen an einem stabilen roten Seil, das über eine Schlucht gespannt ist. Um auf die andere Seite zu kommen, müssen wir immer wieder eine Hand lösen und neu zugreifen. Was wir mit den Händen greifen, sind unsere Vorstellungen und Verbundenheiten, die wir so schwer loslassen können. Jetzt, in diesem Augenblick, müssen wir mit Konzentration loslassen und der anderen Hand vertrauen. Aus der stabilen Situation (allerdings über dem Abgrund) müssen wir eine Hand lösen, um neu zuzugreifen. Das Seil ist der rote Faden, die Leitlinie, das, was uns mit der Sonne, dem Ozean, dem Absoluten, dem „Alles, was ist" verbindet. Das rote Seil ist bei manchen Menschen nur ein dünner roter Faden, bei anderen ein starkes Tau. Manchmal rutscht es uns aus der Hand und wir stürzen ab, doch wenn die Zeit reif ist, rappeln wir uns auf und packen erneut zu. Es ist unser Wegweiser, unsere Stütze und zugleich unser Halt im Leben. Es gibt uns Vertrauen und die Gewissheit, sicher geführt zu werden.

Emotionaler Klebstoff

Negative Emotionen und eingefahrene Gewohnheiten gleichen einem emotionalen Klebstoff. Sind wir mit ihnen verbunden und von ihnen abhängig, dann sind wir gefangen und unfrei. Es scheint, als ließe sich der Klebstoff nur durch Aufmerksamkeit, Bewusstheit und Mut zur Disziplin auflösen. Wenn wir standhaft bleiben, durchbrechen wir die Situation. Weil wir nicht auf die Stimme in uns reagieren, die nach alten Mustern ruft, durchbrechen wir auf chemischer Ebene die Bedürfniskette der Zelle, als würden wir die Dendriten mit einer Machete kappen.

Voraussetzung dafür ist jedoch, dem intuitiven Bedürfnis des Systems nach Neuem nachzukommen und bislang nicht Dagewesenes auszuprobieren, das Alte auszuhungern, indem wir mutig Neues erschaffen und Unbekanntes bekannt machen. Dies bedeutet, eine neue Realität zu erschließen, frei von allen Abhängigkeiten. Süchte überwinden wir nur, indem wir uns verändern, entwickeln und uns neuen, spannenden Abenteuern zuwenden. Wir haben das Potenzial und alle Möglichkeiten, neue Erfahrungen zu machen und Dinge zu erschaffen, die unsere kühnsten Träume übersteigen.

Solange wir in der Sehnsucht nach etwas festhängen, sind wir in der Bedürftigkeit fixiert. Unser Bewusstsein des Mangels sorgt dafür, dass genau das, was wir ersehnen, nicht eintritt. Mit der Intensität eines emotionalen Klebstoffs eilen wir mit unseren Vorstellungen von Enttäuschung zu Enttäuschung und finden keine Erfüllung. Wenn wir uns selbst nicht die Liebe, die Anerkennung und den Wert geben, den wir doch bereits haben, dann werden wir dies im Außen immer vergeblich suchen.

Den Tag auskosten

Ob er das Potenzial in sich nutzt, muss jeder für sich selbst entscheiden. Die meisten Menschen leben in einer Welt der Scheingesundheit, in der sie sich mit dem, was ist, zufriedengeben. Täglich fernzusehen und 40 Stunden pro Woche zu arbeiten scheint viele Menschen so zu hypnotisieren, dass sie es für normal halten. Doch wie können wir behaupten, wir hätten jeden Tag ausgekostet, wenn wir immer wieder dieselben Emotionen haben, nach denen wir süchtig sind? Wir haben zahllose Gründe, warum wir den alten Mustern folgen müssen. Jemand, der Fragen stellt, den Drang verspürt, sich Wissen über diese Dinge anzueignen, wird jedoch über kurz oder lang sein bisheriges Wissen als unvollständig erkennen, es ablegen und sich dem Wissen zuwenden, das neue Antworten bereithält. Er wird sich schnell dafür entscheiden, die eingefahrenen Gleise zu verlassen, und im nächsten Moment eine deutliche Erleichterung und Freude verspüren.

> Der höchste Lohn für unsere Bemühungen ist nicht das, was wir dafür bekommen, sondern das, was wir dadurch werden.
>
> John Ruskin

Auf den Punkt gebracht

Wir haben die Möglichkeit, mit einer ernsthaften und regelmäßigen Anstrengung unser Bewusstsein und damit Teile unserer Realität zu verändern. So können wir weit mehr Einfluss auf unser Schicksal nehmen, als wir bisher angenommen haben. Unsere Möglichkeiten sind unbegrenzt. Mystiker überall auf der Welt zeigen uns ebenso wie Spitzensportler, Künstler oder andere Genies, dass in jedem von uns eine Kraft schlummert, die Unmögliches Wirklichkeit werden lassen kann.

Praktischer Tipp

Um die Fülle von Gesundheit, Freude, Kraft und Reichtum zu offenbaren, ist es wichtig, immer wieder den Fokus darauf zu lenken. Hier kann Ihnen folgende Affirmation helfen:

- Ich nehme mich an, so wie ich bin, und öffne mich für die Fülle des Lebens.

15
Gehen, um zu fragen: Der Arzt für Gesunde

Begleiter, Lehrer, Geburtshelfer

> Es ist jedoch so, dass der Zugang zum Numinosen die eigentliche Therapie ist, und insoweit man zu den numinosen Erfahrungen gelangt, wird man vom Fluch der Krankheit erlöst.
>
> C. G. Jung

Der tibetischen Lehre zufolge ist Unwissenheit eine der drei am meisten verbreiteten Krankheitsursachen. Wenn wir gehen, um zu fragen und zu verstehen, können wir uns Wissen aneignen. Je mehr wir verstehen und uns der Umstände bewusst werden und je mehr Einblicke wir in das Geheimnisvolle bekommen, desto besser heilen uns die neuen Einsichten und Erfahrungen.

Das wertvollste Therapeutikum ist und war zu allen Zeiten der Arzt mit seiner Ausstrahlung, seinem Wissen und seiner Fähigkeit, zum richtigen Zeitpunkt das Wesentliche zu erspüren, zu verstehen und verständlich zu vermitteln. Darüber hinaus verfügt er über die Fähigkeit, im passenden Moment in der Tiefe zu berühren und einen neuen, frischen und kraftvollen Impuls zu setzen. Gleich einem Samenkorn im Bewusstsein des Patienten kann dieser Wurzeln schlagen und dann wachsen und gedeihen.

Auf diese Weise kann die Begegnung zu einer Berührung mit lebensverändernder Auswirkung werden. Die Entstehungsgeschichte einer Krankheit ist ein Prozess, der von unterschiedlichen Gedanken, Mustern und Glaubenssätzen ausgelöst und begleitet wird. Aufgabe des Arztes ist es, sie aufzudecken und mit frischen Inspirationen eine Hilfestellung bei der „Umprogrammierung" des Bewusstseins zu geben. Denn nur eine wirkliche Veränderung des Bewusstseins und seiner bisherigen Überzeugungen und „Gewissheiten" und des aus ihr entstehenden Denkens kann zu Heilung führen.

Ein fundiertes Verständnis für die vorherrschenden Grundenergien und ihren Einfluss auf die Konstitution des Patienten zu erlangen ist das Anliegen jedes Arztes, der nach den Grundlagen der tibetischen Medizin arbeitet. Dabei benutzt er neben bewährten traditionellen Diagnoseprinzipien wie der Pulsdiagnose seine Intuition. Mit ihrer Hilfe erkennt er, wo er ansetzen muss, um den Patienten wieder in dessen Mitte zu begleiten, seine Lebenskräfte zu stärken und die Gesundheit zu optimieren. Er gibt Anleitungen zur gesunden und natürlichen Lebensführung und hilft, den verloren gegangenen Kontakt zur Intuition wiederherzustellen. Der Erfolg des Arztes ist – neben seinem medizinischen Wissen und seiner praktischen Erfahrung – abhängig von seiner Zeit sowie von dem Maß an Respekt, Verständnis und Mitgefühl, das er dem Patienten entgegenbringt.

Das aufrichtige Verlangen des Arztes, Zuhörer und Begleiter sein zu dürfen und so einen Beitrag zur Überwindung des Leids zu leisten, schafft Nähe und Vertrauen. Dies ist einer der wichtigsten Garanten für den Heilerfolg, wie immer man ihn auch definieren mag.

Der Arzt muss nicht vollkommen sein, aber er sollte bestrebt sein, das eigene spirituelle Wachstum zu vervollkommnen, und er sollte immer einen Schritt voraus sein. Das erfordert permanente innere Arbeit jenseits des medizinischen Wissens, jenseits des Verstandes. Die Früchte der inneren Arbeit, die der Arzt zu leisten bereit ist, bilden seine Authentizität, die sich in ihm selbst, seiner Familie und seinem Umfeld widerspiegelt. Ihre Kraft wirkt als unsichtbare Essenz direkt auf den Patienten, stärkt und motiviert ihn, für sich Gleiches zu tun, um seine Heilung auch mit eigener Kraft anzutreiben.

Wie man einen Führer braucht, um ein fremdes, abenteuerliches Land zu bereisen, so lässt sich auch die Reise durch das Leben und ganz besonders die Reise durch die innere Welt erleichtern, wenn es gelingt, einen „Führer" zu finden. Das ist jemand, der die Reise schon einmal unternommen hat und auf die Gefahren, Probleme und Irrtümer hinweisen kann. Er bietet die notwendige Ermutigung, sich immer wieder aus der Umklammerung des Egos zu lösen, der Melodie des Herzens zu lauschen und ihrem Ruf zu folgen. Er hilft, Bewusstsein für die einengenden Denk- und Verhaltensmuster zu gewinnen und sich aus Überzeugungen und Glaubenssätzen zu befreien.

Dabei sind Lehrer keine unfehlbaren Instanzen, keine Erleuchteten, sondern lediglich Lotsen, die einen Schritt weiter sind als die Patienten. Sie können dem Verirrten immer wieder den Weg weisen und seinen Mut und seine Willenskraft stärken und sie können ihm helfen, den Glauben an sich selbst wiederzufinden. Das Ziel ist nicht, dem Patienten seine Krankheit oder sein Karma abzunehmen – dies ist von keinem Arzt und oder Heiler leistbar. Wohl aber kann der Lehrer ermutigen, wieder in die eigene Kraft zu kommen und das Netzwerk der Verstrickungen bewusster zu erkennen und zu lösen.

Der Weg zur individuellen Diagnose

Tasten, Fühlen und Beobachten

Über mehrere tausend Jahre ausgereifte Diagnoseverfahren der genauen Beobachtung und Betastung des Körpers lassen Krankheiten bereits im Frühstadium erkennbar werden. Sie liefern die Diagnose, die Hinweise auf die Ursache offenbart und die Botschaft für die notwendige Bewusstseins- und damit Verhaltensänderung in sich trägt.

Der ärztlichen Untersuchung mit Betrachten, Beobachten und Betasten folgt die Befragung des Patienten. Aus dem dadurch gewonnenen Bild erstellt der Arzt einen Therapieplan mit unterschiedlichen Behandlungsformen. Auf der körperlichen Ebene ist das wichtigste therapeutische Ziel die Wiederherstellung des Gleichgewichts der drei Körpersäfte und die Gewährleistung, dass die fünf Elemente des Körpers wieder in einem ausgewogenen Zustand sind und Nüspa dadurch wieder frei fließen kann. Auf der spirituellen Ebene hat die Begleitung unter anderem das Erreichen und Stabilisieren der verloren gegangenen Mitte als Ziel.

Während bei uns im Westen die Untersuchung und Befunderhebung mit einer Befragung des Patienten beginnt, ist die asiatische Vorgehensweise eine andere. Hier macht sich der Untersucher mit all seinen Sinnen zuerst ein umfassendes Bild vom Patienten. Dann stellt er sehr gezielte Fragen. Der Deutung und Bewertung der Beobachtungen und Aussagen folgt die Aufstellung eines Therapieplans mit Verhaltensregeln für zu Hause und ärztlichen Anwendungen in der Praxis.

Pulsdiagnose

Das ganze Universum formt sich aus der Kraft von Wellen. Diese Energiewellen durchlaufen auch den menschlichen Körper. Je nach Gemütsverfassung können sie sich lang und flach oder stürmisch und hoch aufbäumend darstellen. Durch das tibetische Pulslesen kann der energetische und emotionale Status eines Menschen diagnostiziert werden. Die Pulsdiagnose als Kernelement tibetischer Diagnostik ist ein erstaunlich präzises Diagnoseverfahren, das neben langjähriger Erfahrung ein hohes Maß an Intuition und Fingerspitzengefühl erfordert. Der ausgeruhte Arzt legt Zeige-, Mittel- und Ringfinger direkt nebeneinander an bestimmten Pulsstellen auf die Haut des Patienten, um dann mit einem Finger nach dem anderen nach unten zu drücken – wie beim Klavierspielen.

Neben Länge, Breite, Tiefe, aber auch Kraft, Fülle und Form der einzelnen Pulswellen lassen sich insgesamt fünfzehn Pulsqualitäten unterscheiden. Die Qualität der Pulswellen an den entsprechenden Taststellen erlaubt eine sehr präzise Aussage über die gefährdeten oder bereits erkrankten Organe. Außerdem kann der Arzt den Energiestatus des Patienten, dessen emotionale Grundverfassung und die zugrunde liegenden emotionalen und rationalen Anhaftungen und Verstrickungen erkennen.

Nicht selten wird die Pulsdiagnose von erfahrenen Ärzten als einzige Diagnosemethode verwendet, da sie die energetische Situation des Patienten in seiner Ganzheit erfasst. Zungendiagnose, Urinbetrachtung und Befragung dienen dann nur noch der Bestätigung dessen, was bereits in den Pulsen diagnostiziert wurde. Die Pulsdiagnose ist daher das Erste, was den tibetischen Arzt interessiert, und steht noch vor der Befragung.

Bei der Pulsdiagnose handelt es sich um ein hochempfindliches Diagnoseverfahren mit erstaunlicher Präzision. Sie ist eine der schwierigsten, zugleich aber auch effektivsten Disziplinen traditioneller ärztlicher Kunst.

Zungendiagnose

Form, Farbe und Beschaffenheit der Zunge spielen eine wichtige Rolle in der tibetischen Diagnostik. Sie erlauben Aussagen zur Differenzierung von Wind-, Galle- oder Schleimkrankheiten.

Urindiagnose

Der Urin ist ein außerordentlich wichtiges diagnostisches Medium. Er wird auf Farbe, Dunst, Geruch und Blasenbildung hin untersucht. Grundsätzlich gilt, dass heller, klarer und reichlicher Urin mit großer Blasenbildung (beim Umrühren) auf eine Kältekrankheit hinweist, während dunkler, trüber und spärlicher Urin eine Hitzekrankheit anzeigt. Bei Gallekrankheiten ist der Urin zum Beispiel übel riechend, dunkelgelb, trübe und geht manchmal sogar leicht ins Rötliche über.

Befragung

In einem üblicherweise erst der gründlichen Untersuchung folgenden Gespräch wird der Patient besonders nach seinen Gewohnheiten, seinem spirituellen Lebenskonzept, nach Lebenssinn, Leidenschaften, Freuden, Sorgen, sozialer und familiärer Einbindung gefragt, bevor ein individueller, alle Lebensbereiche umfassender Therapieplan erstellt wird. Die Befragung des Patienten und möglichst auch seiner nächsten Angehörigen soll dem Arzt einen umfassenden Einblick in die gegenwärtige Lebenssituation ermöglichen. Gleichzeitig soll sich der Arzt auch ein Bild über die Lebensgeschichte machen, um so ein klares Bild der Zusammenhänge zu erhalten, die maßgeblich das Krankheitsgeschehen beeinflusst haben.

Träume

Der Qualität des Schlafs und möglicher Träume wird besondere Aufmerksamkeit geschenkt, da schlechter Schlaf und aufwühlende Träume auf eine Störung des energetischen Gleichgewichts hindeuten. In der tibetischen Medizin sind Träume ein wichtiges diagnostisches Instrument, um das Gefühls- und Seelenleben des Patienten in groben Strukturen zu erfassen.

Träume sind Botschafter des Unterbewusstseins und spiegeln in gewisser Weise wider, was die Seele bewegt. Wie Computer scannen Träume unsere psychischen Speicher und beheben dabei vielerlei kleine Fehlverarbeitungen in eigenständiger Weise.

Dabei reorganisieren bzw. defragmentieren sie die Festplatte, die Matrix der Psyche, in einer Weise, dass wir gesund und ausgeglichen bleiben. Nacht für Nacht findet somit eine Art Selbstheilung statt.

Dabei haben Träume häufig auch eine ausgleichende, ergänzende und kompensierende Funktion. Was im Alltagsbewusstsein unterrepräsentiert ist, kann nachts oftmals im Traum ausgelebt werden. Dies erklärt, warum man in einem ruhigen, bewusst abwechslungsarmen Entspannungsurlaub nachts überaktiv träumt, während man in einem stressgeplagten Alltag oft nur kurze, kaum wahrnehmbare Traumphasen hat.

Vor allem zwei Arten von Träumen werden unterschieden: sogenannte Hinweisträume, die eine innere Situation beleuchten und auf Ungeklärtes aufmerksam machen, und die bereits erwähnten kompensatorischen Träume, bei denen das im Traum sichtbar wird, was der Patient braucht. Bei einer Kältekrankheit beispielsweise träumt man von Feuer.

Was außerdem untersucht wird

Besondere Beachtung finden zudem Haut, Gestalt und Konstitution, Haltung, Bewegung, Reinlichkeit, Zähne, Augen, Blickfestigkeit und Ausstrahlung des Patienten. Auch Stimme, Klang, Sprache, Redefluss und Atmung sowie Mund- und Schweißgeruch werden aufmerksam registriert, ebenso wie Haare, Nägel, Zähne und Speichel.

Jeder Krankheit geht eine Störung im vegetativen Nervensystem voraus

Das vegetative Nervensystem steuert maßgeblich unser tägliches Wohlbefinden und damit auch unsere gefühlte Frische und Lebenskraft. Es ist die wichtigste Steuerzentrale für die Regulation aller Vitalfunktionen. Diese müssen sich in Balance, sprich in einem ausgeglichenen Zustand (Mitte) befinden, damit alles frei fließen kann. Sympathikus und Parasympathikus stehen sich hier als ausgleichende Kräfte wie Yin und Yang gegenüber. Kommt es durch einen überschießenden Sympathikus mit permanenter subtiler Adrenalinausschüttung zu einer chronischen Dysbalance, so nennen wir dies Stress, der schließlich über zwölf genau definierte Burnout-Stadien in Depression und Krankheit führt. Bekommt der dauergeschwächte Parasympathikus den alles dominierenden Sympathikus nicht mehr unter Kontrolle, nennt man diese Selbstregulationsstörung in der tibetischen Medizin die Windkrankheit, in der chinesischen Medizin das „überschießende Yangfeuer" oder im Ayurveda Rajas. In den Veden (Schriften vom Leben) bzw. im Vedanta heißt es dazu: Wer sich auf der Suche nach dem Glück im Außen verliert …

Die Aufmerksamkeit ist nach außen gerichtet, das Leben wird als Kampf wahrgenommen und jeder muss mitspielen und funktionieren. Sitzt die „Ich-muss-funktionieren"-Programmierung tief, so kommt der Sympathikus nicht zur Ruhe. Alle Aufmerksamkeit ist auf das Außen gerichtet und Versuche, in die Ruhe und in die Verbindung mit sich zu kommen, scheitern, weil der Parasympathikus zu schwach ist, um zu übernehmen. Häufig ist es dann sogar unmöglich, in den Schlaf oder in eine erholsame Schlaftiefe zu kommen.

Wie Studien zeigen, ist die Entstehung der häufigsten Zivilisationskrankheiten eng mit dieser Dysbalance im vegetativen Nervensystem verknüpft. Diese Dysbalance ist typischerweise durch ein hyperaktives, energieverbrauchendes sympathisches und ein hypoaktives parasympathisches Nervensystem gekennzeichnet. Die Zahl chronischer Erkrankungen wie Bluthochdruck, Diabetes oder Durchblutungsstörungen steigt seit Jahrzehnten epidemisch an. Auch Schlafstörungen, chronische Schmerzzustände, Reizdarm, Burnout und Depressionen werden immer häufiger diagnostiziert. Die Ursache für diese pathologischen Zustände ist fast immer in einer Dysbalance des vegetativen Nervensystems zu finden.

Ein geschwächtes parasympathisches System lässt sich durch individuell zusammengestellte Infusionsmischungen oder mit traditionellen hochdosierten Heilkräuterrezepturen behandeln. So kann das lebensnotwendige Gleichgewicht wiederhergestellt werden, das uns hilft, wieder in Verbindung zu uns selbst zu treten. Neben begleitendem Coaching, psychosomatischer Akupunktur, Moxatherapie und Entspannungsverfahren stehen uns eine ganze Reihe weiterer Möglichkeiten zur Verfügung, um diesem Prozess Nachhaltigkeit zu verleihen.

Messen können wir das vegetative Nervensystem mit modernen Analysegeräten, die über die Herzvariabilität eine Bestandsaufnahme des Zustandes von Sympathikus und Parasympathikus machen können. Während anschließender Akupunktur oder Atemtherapiemaßnahmen kann der Patient direkt beobachten, wie sich sein Sympathikus langsam absenkt und der Parasympathikus in kleinen Schritten an Stärke gewinnt. Dem gilt es dann nachhaltig Kraft zu geben durch eine Veränderung in der Lebensausrichtung und in der praktischen Umsetzung.

Mit frischer Kraft der Seele wieder Flügel verleihen

Kennen Sie das auch? Sie sind müde, erschöpft und ausgebrannt und Sie wissen gleichzeitig nicht, was Sie zuerst tun sollen. Alles ist Ihnen zu viel und trotzdem müssen Sie funktionieren. Alles um Sie herum hat sich verselbstständigt und Sie kommen nicht aus der Mühle heraus, immer mehr von denselben Dingen anzuziehen. Gleichzeitig ahnen Sie, dass das Leben mehr ist als nur das. Noch ist da vage die Erinnerung, wie alles einmal war, als Sie mit Charisma und Euphorie Ihre Lebenskraft verspürt haben.

Lebenskraft, Nüspa, Qi oder Prana, wie die Asiaten sagen, ist etwas, das wir mit einer Batterie vergleichen können. Genauer gesagt sind es aus chinesischer Sicht fünf Batterien, die unser Leben steuern. Sie können voll oder leer sein. Auch der Ayurveda, die Lehre vom Leben, hat ein Bild dafür. Danach stehen uns „acht edle Tropfen" Lebensenergie zur Verfügung. Durchschnittlich alle zwölf Jahre ist bei achtsamer und natürlicher Lebensführung ein Tropfen verbraucht. Passen wir nicht gut auf uns auf, können es auch mehr sein. Ist der letzte Tropfen aufgebraucht, geht der letzte Lebenshauch aus dem Körper heraus.

Es liegt in unserer Hand, wie viel Aufmerksamkeit wir darauf verwenden, immer wieder Rahmenbedingungen zu schaffen, unter denen das Qi frei fließen kann und wenig Substanzenergie (*jing*) verbraucht wird. Ein Mensch, dessen Lebenskraft frei fließt, kann sich und herausfordernde Situationen aushalten, ohne gleich „getriggert" zu sein, er kann sich aufrecht stehend wehren und für seine Haltung einstehen. Er versprüht Lebendigkeit, Begeisterungsfähigkeit und innere Stärke. Er hat Charisma, verbreitet Lebenslust. Sein Strahlen ist attraktiv. Seine Potenziale können sich entfalten und er kann das leben, was ihn ausmacht.

Wie kann ich Kräfte mobilisieren, um meine Potenziale voll zu entfalten, wenn …

- ich erschöpft und ausgebrannt bin?
- ich unter akuten oder chronischen Beschwerden und Krankheiten leide?
- ich mit mir unzufrieden bin und Traurigkeit oder Ängste mein Leben überschatten?
- mir Lebensfreude, Lebensmut und Lebenswillen fehlen?
- ich vor Stress einfach nicht zu Ruhe und Regeneration finde?

Was hält die Natur für mich bereit, wenn …

- ich lange und gesund leben möchte?
- ich wieder jugendliche Kraft und Vitalität in mir spüren möchte?
- ich vorbeugend Abwehrkraft und Immunstärke auf einem hohen Level halten möchte?
- ich meine volle Schöpferkraft und wahre Erfüllung finden möchte?

Kurzum: Was kann uns wirklich nützlich sein und wie viel davon brauchen wir?

Auf meinen vielen Reisen in die entlegensten Winkel der Welt habe ich in allen Kulturen Antworten gefunden. Aus dem überlieferten Heilwissen habe ich das Bewährteste ausgefiltert und auf den wissenschaftlichen Prüfstand gestellt. Dabei haben sich hochdosierte Heilpflanzenrezepturen sowie spezielle Rituale und Techniken bewährt, die unser Leben grundlegend zum Besseren verändern und bereichern und es sogar deutlich verlängern können. In meinem Buch *Die Ethno Health Apotheke* habe ich alle Informationen über die besten Heilpflanzenrezepturen aus aller Welt zusammengestellt.

Nach jahrzehntelanger Praxiserfahrung steht für mich heute fest: Es gibt sie doch – eine starke Naturmedizin, die unser Leben bereichern kann. Die unterstützenden und heilenden Wirkungen der vielfältigen Rezepturen aus hochdosierten Extrakten sekundärer Pflanzenstoffe sind verblüffend, wenn Dosis und Komposition stimmen. Noch stärkere Heilkraft können sie entfalten, wenn der Rahmen dazu passend gestaltet wird.

Störungen im Energiehaushalt

Vor lauter Dringendem geht das Wichtige verloren

Das Drama in der heutigen Zeit liegt für uns alle darin, dass unsere Sinne von außen angezogen und überreizt werden, überflutet von einem Störfeuer an Ablenkungen, Gedanken und Impulsen. Dabei ist es nicht die Lautstärke des hektischen Alltags, sondern auch die dauernde Fremdbestimmung, derer wir uns gar nicht mehr wirklich bewusst sind. Aufgaben, die unbedingt und sofort erledigt werden müssen, bauen Druck auf und führen oft in den Zwang, mehrere Dinge gleichzeitig zu tun. So können wir unser Bewusstsein nicht mehr auf nur eine Sache ausrichten, wir denken Gedanken nicht zu Ende, werden vergesslich, oberflächlich, sprunghaft und produzieren Fehler. Viel Energie muss beim Jonglieren mit all den inneren und äußeren Notwendigkeiten aufgebracht werden. Das Funktionieren in diesem Umfeld lässt das eigentliche Selbst in Vergessenheit geraten. Wir stehen neben uns. Das ist ungesund und kostet zusätzlich Energie, weil wir nicht mehr verbunden sind. Ursache ist der Verlust des Kontakts zur

Intuition, der Schnittstelle zu unserer natürlichen Intelligenz. Meldet sich die innere Stimme ab, weil sie im Lärm des Alltags nicht mehr beachtet wird, geraten wir aus dem Gleichgewicht und damit von einem Schlamassel in den nächsten. Das führt dazu, dass wir den anderen nicht mehr als Partner und Verbündeten, sondern als Gegner und Konkurrenten sehen, dem gegenüber wir uns Vorteile verschaffen müssen. Das versetzt uns in Stress und kostet ebenfalls Kraft.

Dieses ständige Gegeneinander widerspricht der tiefen Einsicht unserer natürlichen Intelligenz, dass alles untrennbar miteinander verbunden ist. Wir sind ein Teil des Ganzen und das Ganze ist ein Teil von uns. Genau das spüren Menschen, die sich für ein Leben in abgelegenen Gegenden entschieden haben. Sie richten ihr Bewusstsein nach innen und finden auf ganz natürliche Weise heraus, was sie brauchen. Sie sind im Hier und Jetzt mit dem Unmittelbaren beschäftigt und damit in Verbindung mit sich und ihrem Umfeld. Aus dieser Verbindung ziehen sie ihre Kraft – ein Leben in Zufriedenheit. Währenddessen verwenden die meisten Überflussmenschen einen Großteil ihrer Lebenszeit darauf, ihren Geist permanent in eine andere Zeit oder an einen anderen Ort zu schicken. Sie schwirren mental in der Raumzeit umher, indem sie der Vergangenheit nachtrauern oder sich um die Zukunft sorgen. Das Ganze ist fast immer mit dem Irrglauben behaftet, dass mit der Zukunft alles automatisch besser wird. Das wird nicht der Fall sein. Es gilt, jetzt sofort im Hier und Jetzt zu handeln.

Praktischer Tipp

- Lassen Sie sich jede Stunde daran erinnern (zum Beispiel mit einer Erinnerungsfunktion per Uhr, PC oder Tablet oder mit einer Achtsamkeits-App per Handy), für zwei Minuten tief zu atmen.

- Zählen Sie beim Einatmen bis 6, beim Ausatmen bis 7. Atmen Sie dabei das Hier und Jetzt ein und das Da und Dort, Wenn und Aber aus.

16
Mut zur Ordnung

Mit den nachfolgend erläuterten Säulen der Gesundheit beschreibt die tibetische Medizin, was wir grundsätzlich – neben der Bemühung um einen bewussten und klaren Geist – ganz konkret tun können, um gesund und tatkräftig zu sein.

Lachen, lieben, länger leben

Das Bewusstsein einer konsequenten Lebensbejahung, eines vorbehaltlosen Annehmens dessen, was gut und schlecht, lustvoll oder leidvoll erscheint, ebnet den Weg für einen ruhigen Geist und für eine starke, ausgewogene Mitte. Nichts gibt mehr Zufriedenheit und stabile Gesundheit als die bewusste Beobachtung und Selbstreflexion im Umgang mit den Herausforderungen des Lebens. Sie ermöglichen es, das Bewusstsein und die Gedanken immer wieder neu zu justieren und auf Freiheit und Frische auszurichten.

Wenn wir in unserem Element, in unserer Mitte sind, ist die Welt in Ordnung, sind Körper, Geist und Seele im Gleichgewicht, die sich gegenseitig bedingen und untrennbar miteinander verbunden sind. Deshalb führt jede körperliche Stärkung auch zu einer seelischen und geistigen Stabilisierung. Aus diesem Grund müssen wir auch auf die Grundbedürfnisse des Körpers beachten.

Tipps zur körperlichen Stärkung

- **Ernährung:** Essen Sie ballaststoffreiche Vollwertkost mit viel Getreide und Hülsenfrüchten, frisches, sonnengereiftes Obst und Gemüse nach Jahreszeit und aus der Region, so viele Kräuter wie möglich. Vermeiden oder reduzieren Sie zumindest sehr stark den Konsum von Fett, Fleisch, Wurst, Süßigkeiten und Alkohol. Die Nahrung sollte bewusst und dankbar aufgenommen und dabei gut gekaut werden. Zu empfehlen ist eine Ernährung nach der Lehre der fünf Elemente.

- **Bewegung, Sport:** Üben Sie täglich zwanzig Minuten Yoga, die „Fünf Tibeter", Tai Ji oder Qi Gong, zusätzlich dreimal pro Woche eine Ausdauersportart wie Radfahren, Schwimmen oder Joggen von mindestens dreißig bis vierzig Minuten Dauer.

- **Entspannung, Schlaf:** Praktizieren Sie täglich zwanzig Minuten „geistiges Zähneputzen" in Form von Meditation, sorgen Sie für mindestens sieben Stunden Schlaf mit Beginn vor Mitternacht.

- **Natur, Sonne, Meer:** Verbringen Sie bewusst zwei Stunden in der Natur: da sein, spüren, hören, sehen, fühlen, genießen. Lehnen Sie sich an alte Bäume an, liegen Sie im Gras, suchen Sie die Nähe von Quellen, Bächen oder Flüssen. Fahren Sie öfter mal ans Meer – die Weite öffnet das Holzelement und neuen Visionen die Pforten. Naturerfahrungen stärken generell die fünf Elemente in uns.

- **Kneippsche Anwendungen:** Gehen Sie speziell bei Kältesymptomen in die Sauna. Bei Hitzesymptomen haben kalte Güsse, häufiges kaltes Duschen oder Wassertreten eine positive Wirkung.

- **Naturheilverfahren:** Wenden Sie regelmäßig alternative Heilverfahren zur Stärkung des Immunsystems, zur Entgiftung und Entschlackung an, zweimal pro Jahr verbunden mit Fasten (unter Anleitung).

- **Heilkräuter und Heilpflanzen:** Die tibetische, ayurvedische und chinesische Pflanzen- und Kräuterheilkunde bieten eine Schatztruhe voll mit all dem, was der Mensch zur Stärkung seiner Lebenskraft und zum Ausgleich der fünf Grundenergien braucht. Gezielte Anwendung der Extrakte stärkt und ebnet den Weg zur Heilung. Die spirituelle Anbindung an das Wesen der Pflanze ermöglicht zudem eine tiefergreifende Rückbindung.

- **Spirituelle Lebensführung:** Stellen Sie sich bewusst als Beobachter oder, besser, als Zeuge neben sich und erfassen Sie den Augenblick: Wie fühle ich mich gerade? Üben Sie ein Gewahrsein für das, was gerade ist. Erfühlen Sie Fülle und Verbundenheit mit dem, was ist. Inhalieren Sie es als innere Überzeugung. Üben Sie Liebe in Form des Annehmens dessen, was ist. Erkennen Sie, wenn das Bewusstsein von Impulsen und Gedanken des „Mangels“ überschattet wird. Erkennen Sie alles, was ist, als Spiegelbild des eigenen Bewusstseins.

Tipps für eine stärkere Mitte

- **Erkennen, verstehen und transformieren:** Erkennen und transformieren Sie Eifersucht, Hass, Arroganz, Stolz, Täuschen und Manipulieren anderer, Gier, Intoleranz, Selbstsucht, Übervorteilung, Missbrauch.

- **Annehmen und willkommen heißen:** Nehmen Sie Wut, Mangel an Freude, Grübeln, Sorgen, Trauer, Angst an und heißen Sie sie willkommen.

- **Ego:** Lassen Sie nicht zu, dass der Egoverstand und Anhaftungen an Besitz, Status, Bildung, Anerkennung oder andere Dinge das Leben regieren.

- **Vergangenheit:** Akzeptieren Sie, was war. Seien Sie einverstanden mit dem Schicksal, verzeihen Sie und lassen Sie los. Überwinden Sie Schuldgefühle und lassen Sie einengende Themen und emotionale Anhaftungen los. Üben Sie immer wieder das Loslassen.

- **Materie:** Erkennen Sie die abnehmende Bedeutung rein materieller Faktoren und stimmen Sie dieser Entwicklung zu.

- **Hier und jetzt:** Genießen Sie mit Achtsamkeit und Gelassenheit den Augenblick, beobachten Sie aufmerksam, was die Sinne mitzuteilen haben. Jeder Gedanke führt aus dem Jetzt heraus, entfremdet und trennt von der Einheit.

- **Gelassenheit:** Leichtigkeit und Gelassenheit dürfen gelebt werden.

- **Glück:** Das größte Glück liegt nicht darin, dass man bekommt, was man will, sondern darin, dass man das, was man bekommt, dankbar annehmen kann. Üben Sie das Annehmen.

- **Optimismus:** Reicht das Schicksal Ihnen eine Zitrone, probieren, leiden, verstehen Sie – und dann machen Sie eine Limonade daraus.

- **Lachen:** Lachen ist die beste Medizin (am besten öfter herzlich über sich selbst lachen). Tagesaufgabe: Pflanzen Sie ein Lächeln in sich selbst und um sich herum. Üben Sie täglich heitere Gelassenheit.

- **Verständnis:** Entwickeln Sie Verständnis und Mitgefühl für alle Lebewesen und eine natürliche Zuneigung zu ihnen: liebevolle Gedanken, Achtung, Respekt, Toleranz und gegenseitige Unterstützung.

- **Zukunft:** Fassen Sie Vertrauen in die sichtbaren und unsichtbaren Kräfte in sich selbst, die Ihnen helfen, noch nicht entwickelte Talente und Potenziale zu entdecken und mutig zu leben.

- **Vision:** Lassen Sie die eigene Geburtsvision nicht aus den Augen – lassen Sie nicht zu, dass sie unmerklich verloren geht. Seien Sie für neue Inspirationen offen.

- **Absichten und Intentionen:** Überprüfen Sie täglich Ihre Überzeugungen, Absichten und Intentionen. Eine tägliche Neujustierung ist erforderlich.

- **Liebevolle Beziehungen:** Die Partnerschaft und ihre erfüllende Essenz tragen erheblich zu unserem Wohlbefinden bei. Ein positiver Input, eine ernsthafte, tägliche Bemühung um Kommunikation, Mitgefühl, Mithilfe, Verständnis und Liebe sind für das befriedigende Funktionieren unabdingbar.

Der aktive Weg

Tipps für mentale Klarheit, Wachstum und das Verbrennen von Karma

- **Herausforderungen suchen:** Ohne Herausforderung kann es kein Wachstum geben. Der Weg ist da, wo die Angst ist – gehen Sie mutig los! Fördern Sie die Sehnsucht nach spiritueller Weiterentwicklung und richten Sie Ihre Energie darauf aus. Denken Sie „groß" (wer klein denkt, bleibt klein), nehmen Sie Herausforderungen mutig an, sprengen Sie Grenzen, wählen Sie den höchsten Weg. Lehnen Sie Neues nicht gleich ab, seien Sie offen gegenüber „Zufällen" (Synchronizitäten). „Ich bin ich und hoffe, es immer mehr zu werden."

- **Vertrauen:** Haben Sie bewusstes Vertrauen in die eigenen Fähigkeiten und in die zunehmende Wiederentdeckung verborgener Talente und bislang ungenutzter Potenziale.

- **Träume:** Leben Sie Ihre Ideen, Wünsche und Träume, setzen Sie Ziele und vertrauen Sie auf ihre Verwirklichung. „Wer kein Ziel hat, kann auch keins erreichen." Leben Sie Ihre Träume und verträumen Sie nicht das Leben.

- **Begeisterung:** Genießen Sie mit Freude und Leidenschaft (und Dankbarkeit), was das Leben an täglichen Geschenken offenbart.

- **Intuition:** Geben Sie Ihrer Intuition eine Chance und vertrauen Sie ihr. Sie wird Ihnen in allen schwierigen Lebenslagen den richtigen Weg weisen, wenn Sie ihr nur die Gelegenheit dazu geben, sich Gehör zu verschaffen.

- **Mut und Ausdauer** bei der Umsetzung folgender Ziele:
  - Leben Sie das eigene Potenzial lebendig und intensiv.
  - Seien Sie ein Rebell, finden Sie Herausforderungen und nehmen sie an.
  - Leben Sie „wild und gefährlich".
  - Handeln Sie spontan, wählen Sie den höchsten Weg.
  - Suchen Sie ein großes Ziel, das Sie ständig überprüfen.
  - Richten Sie Ihre Energie auf Momente des Aufwachens, der Selbstbewusstheit und der Stärke.
  - Richten Sie den Tag auf expansives Wachstum zu höheren Stufen aus. Führen Sie Sehnsüchte und Träume bewusst herbei und leben Sie sie aus.
  - Fördern Sie die Intention zu wachsen immer wieder in sich und in anderen.

Der passive Weg

Im Zen steht die Zielscheibe dem eigentlichen Ziel im Weg. Absichtsloses Handeln, geschehen lassen, nicht bewusst eingreifen! Das achtsame Beschreiten des Weges ohne Ziel und ohne die Anhaftung an Vorstellungen. Da sein. Die Straße so kehren, wie Michelangelo ein Bild malen würde – eins werden mit dem Besen, fegen um des Fegens willen. Dass dabei der Weg sauber wird, ist nur ein unbedeutendes Nebenprodukt, nicht aber das Ziel.

Das Bewusstsein schulen, dass uns alles zur rechten Zeit in ausreichendem Maß zur Verfügung steht. Wir müssen nicht am Gras ziehen, damit es schneller wächst.

Sie sind aufrecht und gerecht, ohne zu wissen, dass solches Tun Rechtschaffenheit darstellt. Sie lieben einander, ohne zu wissen, dass solches Güte ist. Sie sind ehrlich und wissen doch nicht, dass solches Treue ist. Sie halten ihre Versprechen, ohne zu wissen, dass sie damit in Glaube und Vertrauen leben. Sie stehen einander bei, ohne daran zu denken, Geschenke zu vergeben oder zu empfangen. So hinterlässt ihr Handeln keine Spur.

DSCHUANG DSI

Auf den Punkt gebracht

Die menschliche Evolution hat noch lange nicht ihren Höhepunkt erreicht. Grenzenlos und außergewöhnlich sind die noch unentdeckten Möglichkeiten des Menschseins. In Handlungen, die die Grenzen des Gewöhnlichen überschreiten, liegt die eigentliche evolutionäre Potenz des Menschen. Hier liegt der unentdeckte Kontinent, der nur darauf wartet, erobert zu werden. Weit mehr ist möglich, als wir zu träumen wagen.

17
Der Weg in die Mitte

> Nur der, der die Schwierigkeit des Erwachens voll begreift, kann verstehen, dass zum Erwachen lange und harte Arbeit notwendig ist.
>
> Georges I. Gurdjieff

Haben Sie schon einmal die Beobachtung gemacht, dass einem Flugzeug-, Bahn- oder Busunglück meist in kürzester Zeit weitere Unglücke folgen? Dass ein Unglück selten allein kommt und dass meistens alles auf einmal passiert? Wenn Ihnen das bekannt vorkommt, achten Sie auf Ihr Bewusstsein: Was geht in ihm vor, wie prägt es Ihre Gedanken in solch einer Zeit? Sie werden merken, dass es weitere Unglücksfälle „vorausahnt". „Unbewusst" bereiten Sie sich auf weitere Katastrophen vor. Haben Sie schon einmal versucht, Ihr Bewusstsein stattdessen mit der folgenden Überzeugung zu füllen?

- Ich bin in meiner Mitte, gesund, leistungsstark und in Sicherheit – ein Unglück mag passieren, aber es gibt kein Gesetz der Serie, wenn ich das nicht zulassen will.

Bewusstsein formt Realität. Die Energie folgt der Aufmerksamkeit des Bewusstseins. Ein „richtiges" Bewusstsein der Fülle führt dazu, dass Sie mit Leichtigkeit und Großzügigkeit die Dinge loslassen, spenden, einladen, wissend, dass auch Geld im Fluss bleiben will. Es will nicht einsam und traurig in der Schatulle liegen, sondern möchte von vielen Menschen berührt werden. Erstaunlicherweise kommt es immer wieder nach, je mehr davon man gibt. Es ist wie mit der Liebe – je mehr ich verschenke, desto mehr bekomme ich zurück. Ganz ähnlich verhält es sich mit dem Erfolg: Erfolg ist attraktiv und zieht Erfolg an.

Unsere Körperfunktionen richten sich nach unserem Bewusstsein aus. Beobachten Sie sich, wenn Ihnen etwas Unerwartetes passiert und die Emotionen mit Ihnen durchgehen. Beobachten Sie, wie Ihr Körper auf Angenehmes und auf Unangenehmes reagiert und wie Ihr Bewusstsein die Situation verschärfen oder entlasten kann.

> Die Menschen, die es in der Welt zu etwas bringen, sind Menschen, die Ausschau halten nach den Umständen, die sie benötigen. Wenn sie diese nicht antreffen, erschaffen sie sie selbst.
>
> George Bernhard Shaw

Wenn Sie wieder einmal das Gefühl haben, dass alles auf einmal kommt, richten Sie Ihr Bewusstsein neu aus. Denken Sie daran, was für ein Glückspilz Sie sind. Schauen Sie bewusst auf all die Dinge, die in Ihrem Leben funktionieren. Richten Sie Ihre Aufmerksamkeit auf alles, was Ihr Leben bereichert – seien es die Familie, Haus und Auto, finanzielle Sicherheiten, die Eltern, Freunde …

Dann schauen Sie auf die Abenteuer Ihres Lebens, bis sich ein Lächeln auf Ihrem Gesicht ausbreitet. Das ist der Moment, in dem Sie beginnen, sich als Glückspilz zu fühlen. Sie geraten aus dem Mangel heraus in zunehmende Fülle. Ihr Energieniveau steigt an und Ihr verändertes Bewusstsein erschafft eine neue Realität. Erlauben Sie sich dieses Gefühl von Fülle, inhalieren Sie es tief und speichern Sie es in sich ab – und die Fülle wird ein Begleiter Ihres Lebens werden.

Das Erschaffen der Wirklichkeit

Egal wie wir es auch drehen und wenden: Der einzige Weg zu einer gesunden Mitte führt über Disziplin und Achtsamkeit. Zeigen uns Krankheiten und starke Turbulenzen um uns herum, dass wir aus der Mitte geraten sind, dann brauchen wir Disziplin und Anstrengung, um uns immer wieder zur Innenschau und Versenkung zurückzuziehen, damit wir uns wieder des Netzwerks bewusst werden, in das wir uns erneut verstrickt haben. Dann gilt es mit dem Wissen der Naturgesetze aktiv einzugreifen, um uns eine neue Realität zu schaffen.

Alle Grenzen sprengen

Sind wir gesund und spiegelt uns unser Umfeld scheinbare Stabilität in unseren wesentlichen Bezugspunkten, dann dürfen wir uns darauf konzentrieren, dem Augenblick, der Gegenwart mehr Respekt und Anerkennung zukommen zu lassen. In der Bewusstheit des Seins und mithilfe unserer Sinne entdecken wir die Farbenpracht in uns und unsere Verbindung zum Universum. Einige wenige unserer Schöpfungen entstehen aus bewusster Aufmerksamkeit, aber Tatsache ist, dass zum jetzigen Entwicklungszeitpunkt die meisten unserer Schöpfungen aus unbewusster, nicht zielgerichteter Aufmerksamkeit für eine Sache oder einen Gedanken entstehen.

Gedanken lenken unsere Lebenskraft und Energie. Jede Zelle in uns reagiert auf unsere Gedanken. Sehen wir uns als hilflos und schwach an, dann reagiert auch der Körper mit Schwäche und Hinfälligkeit. Die Lebenskraft erhält und erschafft ihn immer wieder aufs Neue. Daher sind wir zu jedem Zeitpunkt der, der wir zu sein glauben. Unsere Lebenskraft schafft innerhalb unserer Erfahrungen ein Bild, das zu unseren Überzeugungen passt.

Die verschiedenen Ebenen der Bewusstseinspyramide erschaffen die grundlegenden Strukturen der Realität, während ihre stärker differenzierten Teilaspekte die individuelleren, variableren Komponenten des Erlebten hervorbringen. Damit ist die Schöpfung eine unendlich differenzierte Aufspaltung des kosmischen Bewusstseins in einzelne Bewusstseinsinstanzen, die sich gegenseitig wahrnehmen und dadurch die Vielfalt dessen, was ist, erschaffen und somit erleben können.

Wunschlos unzufrieden

Grundsätzlich weisen uns unsere körperlichen Bedürfnisse und Zerwürfnisse den Weg. Haben wir uns zum Beispiel von allen Wünschen und Bedürfnissen verabschiedet und auch keine Ziele mehr, dann kann es passieren, dass wir plötzlich wunschlos unzufrieden sind. Werden wir dann krank, sind wir eindeutig auf dem falschen Weg. Frieden und Harmonie können wir nach dem Ableben in ausreichendem Maße erleben. Möglicherweise sind wir jetzt hier, um die Puppen tanzen zu lassen und uns all unserer angelegten, aber ungenutzten Potenziale bewusst zu werden.

Rückzug im Alltag

Wir sollten uns regelmäßig aus den Gedankenturbulenzen des Alltags zurückziehen und unsere Aufmerksamkeit nach innen richten. Der Rückzug in die eigene Mitte verschafft Bewusstheit und Überblick. Distanz und Abstand helfen, die Scheuklappen von den Augen zu nehmen und die wahren Botschaften hinter den Ereignissen und Situationsverdichtungen der selbst ausgesandten Energien zu erkennen, zu deuten und Konsequenzen daraus zu ziehen. Je besser es uns gelingt, das Universum, alles, was ist, im Augenblick zu erfahren, umso überflüssiger wird jeder Plan und jedes Ziel für eine scheinbar bessere Zukunft.

Tägliche Meditation beweist die Wertschätzung, die wir uns selbst entgegenbringen. Indem wir eine Verabredung mit uns selbst treffen und „pünktlich" sind, zeigen wir uns, dass es uns wichtig ist, uns für uns selbst Zeit zu nehmen. Während der Zeit der Stille hat unser Inneres die Möglichkeit, mit uns zu kommunizieren. Je besser wir uns in der kurzen Zeit der Meditation an das „All-eins-Sein" gewöhnen, desto deutlicher wird sich das innere Selbst bemerkbar machen und uns spüren lassen, welchen unserer Wahrheiten wir folgen sollen. Auch die Gefühle, die als Impulse der Seele aufsteigen, werden es uns genau wie Inspirationen ermöglichen, das Göttliche, alles, was ist, in uns zu erschließen.

Gegenwärtig zu sein heißt wahrzunehmen, was in unserem Inneren und um uns herum in jedem Augenblick geschieht, die Aufmerksamkeit auf die vielen Wunder des Alltäglichen zu lenken. Es heißt, im Rahmen des Gewöhnlichen die verborgenen Dimensionen der Schönheit und der Harmonie zu entdecken, wieder zu lernen, „wie die Kinder" zu staunen, und die Dankbarkeit für all das als Quelle der eigenen Kraft zu erleben.

Die Magie der geistigen Ausrichtung

> Ohne Disziplin geht im Leben nichts.
>
> DALAI LAMA

Aufmerksamkeit

Richten Sie Ihr Bewusstsein auf das Hier und Jetzt, entwickeln Sie ein Gewahrsein für das, was der Geist gerade kreiert. Was spüre ich gerade? Was teilen meine Sinne mir mit? Kann ich meine Aufmerksamkeit auf das Verbundensein mit der Fülle um mich herum lenken? Kann ich eine Verbindung zu den Pflanzen um mich herum spüren? Kann ich die Fülle um mich und in mir spüren, kann ich sie als zu mir passend annehmen?

Beobachter

- Gelingt es mir, mich als Beobachter oder, besser, als Zeuge neben mich zu stellen? Wie empfinde ich mich als Beobachter oder als Zeuge?
- Kann ich mich freuen oder über mich lächeln, kann ich mir der Geschichten, die ich lebe, bewusst sein?
- Was bringt mein Geist hervor? Erschafft er mir die Welt, in der ich leben möchte?

Aktivitäten bewusst steuern

- Kann ich alles, was ich tue, auf seine Qualität überprüfen?
- Wie fühlt es sich an? Nährt es mich, gibt es mir ein gutes Gefühl?
- Bin ich umsichtig genug, berücksichtige ich ausreichend die Bedürfnisse anderer?
- Welches meiner fünf Elemente ist zu stark und welches zu schwach? Was kann ich tun, um etwas daran zu ändern?
- Gelingt es mir besser, die Aufmerksamkeit auf das auszurichten, was in meinem Leben funktioniert, oder schaue ich zu oft auf das, was nicht funktioniert?

Mitgefühl

- Kann ich großherzig, gelassen sein und mit Geduld und Mitgefühl meinen Mitmenschen entgegentreten?
- Gelingt es mir, mich in ihnen zu sehen? Kann ich meine Gedanken und Gefühle ihnen gegenüber als meine eigenen Projektionen erkennen?
- Kann ich Liebe annehmen und geben, kann ich die Freuden und Sorgen leidender Menschen auf dieser Welt in meine Reise einbinden?

Überzeugungen

- Beobachte ich mich so gut, dass ich meine Überzeugungen, Muster und Glaubenssätze aus meinen Gedanken und Handlungen herausfischen kann?
- Gelingt es mir, sie zu erfassen und zu notieren? Kann ich sie transformieren und mich Stück für Stück von ihnen befreien?
- Wovor habe ich Angst? Was fehlt mir? Wo blockieren mich meine Gedanken?

Annehmen, was ist

- Gelingt es mir, mit dem, was war und ist, einverstanden zu sein? Kann ich mein Schicksal annehmen?
- Kann ich den Menschen verzeihen, die mir Schlechtes angetan, mir wehgetan haben?
- Kann ich mir selbst Handlungen, Verhalten, Entscheidungen verzeihen, die ich damals nicht besser wusste?
- Kann ich den Platz annehmen und akzeptieren, auf dem ich stehe, liebe, lebe, esse, arbeite?
- Kann ich Vorurteile, Skepsis, Intoleranz auflösen?

Neues zulassen

- Kann ich Neues zulassen, ohne es von vornherein abzulehnen? Kann ich flexibel und offen für Unerwartetes sein, ohne es erst einmal zurückzuweisen?

Emotionen

- Gelingt mir ein angemessener Umgang mit „negativen" Emotionen? Kann ich zum Beispiel Wut oder Ärger annehmen und mich von Stolz oder Gier befreien?

Ängste

- Wovor habe ich Angst? Was könnte schlimmstenfalls passieren? Wie realistisch ist es, dass es eintritt? Was wäre schlimm daran?
- Was würde ich tun, wenn ich keine Ängste hätte?
- Kann ich mich meinen Ängsten auch praktisch stellen, indem ich dahin gehe, wo sie sind, mich der Herausforderung stelle und die Ängste dadurch auflöse?

Vertrauen

- Spüre ich eine Kraft, die Sonne in mir? Spüre ich, dass diese Kraft mich sicher durch mein Leben geleitet? Spüre ich, dass ich mich auf sie verlassen kann, dass sie immer den für mich besten Weg aufzeigt?
- In welchem Bereich kann ich meinen Fokus noch stärker auf das ausrichten, was in meinem Leben funktioniert und bisher immer funktioniert hat?

Mut

- Habe ich den Mut, Neues und Unerwartetes zu tun? Gelingt es mir, manchmal ein klein wenig verrückt zu sein? Dinge einfach einmal ganz anders zu machen als sonst?
- Wo warten Herausforderungen auf mich, Dinge, die getan werden müssen?

Ausdruck

- Bin ich in der Lage, Gefühle auszudrücken?
- Habe ich den Mut und die Kraft, das auszusprechen, was ich wirklich fühle und denke? Oder schlucke ich aus vielerlei Ängsten immer wieder die Dinge hinunter, die mich bewegen?
- Gelingt es mir, mich in einem mutigen, klaren und unverblümten Ausdruck zu üben?
- Wo laufe ich vor klarer Kommunikation davon?

- Kann ich darüber hinaus auch meiner Kreativität ausreichend Ausdruck verleihen?
- Wer außer mir blockiert mich in meinem Ausdruck oder engt meinen Raum wirklich ein?

Partnerschaft

- „Wie man in den Wald hineinruft, so schallt es heraus …" „Was ich säe, das werde ich ernten …" Mit welchem Input trage ich täglich zur Fülle in meiner Partnerschaft bei?
- Wo ist mein Partner mein Spiegel, der mir eigene Unzulänglichkeiten zeigt? Wo ist er mir ein Lehrer, der mir Dinge voraus hat und mir vieles beibringen kann?
- Wo projiziere ich Dinge von mir auf den anderen?
- Was hat das, was täglich passiert, mit mir zu tun? Gelingt es mir, mehr Zeit für Achtsamkeit und Gewahrsein der wirklichen Zusammenhänge des täglichen „Spiels" aufzubringen?

Intentionsfindung

- Welche Visionen, welche Träume warten in mir darauf, geweckt zu werden?
- Wie lebensbejahend bin ich eigentlich? Habe ich Träume und Leidenschaften, für die es sich zu „sterben" lohnt, für die ich jetzt aber noch leben will?
- Was will ich mit dem Rest meines Lebens noch anfangen? Wo will ich noch Ideen, Sehnsüchte, Fantasien verwirklichen?
- Was hindert mich daran, es zu tun? Welche großen Abenteuer möchte ich noch bestehen?
- Was bin ich auf diesen Reisen ins Unbekannte zu riskieren bereit?
- Welche Intentionen und Absichten etabliere ich in meinem Bewusstsein?
- Welche konkreten Wege will ich begehen?

Synchronizitäten

- Kann ich mehr Gewahrsein für die Resonanzen und Synchronizitäten in meinem Leben aufbringen? Gelingt es mir, mein Umfeld und die vielen „Zufälle“ meines Lebens als Ausdruck meines Bewusstseins und als Meilensteine, Impulsgeber und Wendemarken auf meinem Weg zu erkennen?

Krankheit

- Wo will mich ein Symptom wachrütteln? Wo habe ich das Gefühl und die Bewusstheit für die Auswirkungen meiner Gedanken und Taten auf mich und mein Umfeld verloren?
- Wo bin ich gefordert, wieder ein Gleichgewicht in mir und um mich herum zu schaffen?
- Wozu dienen mir die Symptome, wie helfen sie mir, eine neue Chance zu erkennen und zu ergreifen?

Lebensbejahende Affirmationen

- Damit Affirmationen eine erkennbare Wirkung auf meine Realität haben, sind vier Dinge notwendig. Bin ich in der Lage, sie zu akzeptieren? Es sind:
  - eine klare, lebensbejahende Intention und feste Absicht
  - Visualisierung in lebensbejahenden, frischen und lichtvollen Bildern
  - das innerliche Gespür dafür, wie sich das Ziel anfühlen wird, wie es guttut und nährt
  - das „Glückspilzbewusstsein“, also das unerschütterliche Vertrauen in die eigene Intuition und in das Leben, das mir alles, was ich wirklich brauche, im rechten Moment zur Verfügung stellt. Kann ich es annehmen und mit diesem Gedanken immer wieder in die Stille gehen?

Mit dem Herzen dabei sein – das Bewusstseinstagebuch

- Was sagt mein Herz, meine Intuition, gerade jetzt? Ist das, was ich hier lese, Wahrheit? Wie fühlt es sich für mich an?
- Dokumentieren Sie immer wieder die besonderen Momente der Bewusstheit und lenken Sie Ihre Aufmerksamkeit darauf.
- Führen Sie ein Tagebuch.

Auf dem Weg ins Glück

- Bin ich bereit, eine Liste anzulegen, in die ich alles eintrage, was ich von Menschen höre, die in ihrem Leben scheinbar Unmögliches möglich gemacht haben? Wie stark berührt und motiviert mich das?

Kontemplation

- Schließen Sie die Augen und erinnern Sie sich an eine Situation, in der Sie tiefste Freude und Erfüllung gespürt haben. Augenblicke, in denen Sie Liebe, Fülle und tiefe Verbundenheit mit jeder Zelle Ihres Körpers wahrnehmen konnten. Lassen Sie die Wärme zu und das Lächeln, das in diesem Moment in Ihnen aufsteigt. Genießen Sie es – spüren Sie die Energie, die sich in Ihrem Körper ausbreitet und Kraft und Wohlgefühl entstehen lässt.
- Fällt es Ihnen schwer, sich zu erinnern, dann denken Sie an das erste Verliebtsein, an die Geburt Ihres Kindes, einen Erfolg, das Eintauchen Ihres Bootes in eine Welle bei einer steifen Brise, das Reiten durch einen glitzernden Bach in der Morgensonne … Oder stellen Sie sich einen Frühlingstag aus Ihrer Kindheit vor. Sie sind jung und hüpfen an einem frischen, sonnigen Morgen im Frühling hinaus ins Freie. Sie nehmen einen tiefen Atemzug von der würzigen Luft, schauen hinauf in den blauen Himmel, während Sie um sich herum das Zwitschern der Vögel hören. Sie lassen sich hineingleiten in einen perfekten Tag.

Beispiel für eine weitere Kontemplation der Fülle

- Setzen Sie sich bequem hin und beginnen Sie diese Form der Meditation zunächst auf eine auf starker Willenskraft beruhende Weise, indem Sie alles, was im Denken auftaucht, daraufhin analysieren, wie wichtig es wirklich ist und was es mit Ihnen zu tun hat. Das ist anstrengend! Geben Sie nach einer ernsthaften Bemühung diese Intention auf und stellen Sie als Nächstes ganz rational fest, was Sie wirklich sind: Sein, Bewusstsein, Dasein, Erkennen, Wahrnehmung, untrennbare Einheit, alles, was ist.
- Tauchen Sie nun in die Kontemplation ein und lassen Sie folgende Gedanken wie eine warme Dusche durch ihren Körper fluten, während Sie langsam tief ein- und ausatmen:

Über mir ist alles voll von mir,
unter mir ist alles voll von mir,
in der Mitte ist alles voll von mir.
Ich bin in allen Wesen, und alle Wesen sind in mir.
Ich bin die Existenz hinter dem Denken.
Ich bin das eine Bewusstsein des Universums.
Ich bin weder Freude noch Leid.
Ich bin nicht der Körper, ich bin nicht das Denken.
Ich bin der Zuschauer. Ich betrachte. Wenn Gesundheit sich einstellt,
bin ich Zuschauer, wenn Krankheit sich einstellt, bin ich Zuschauer.
Ich bin ewiges Sein, Bewusstsein, Seligkeit.
Ich bin das Wesen und der Nektar der Erkenntnis.
Ich bin.

Habe stets Respekt vor dir selbst, Respekt vor anderen und übernimm Verantwortung für deine Taten.

DALAI LAMA

Auf den letzten Punkt gebracht

Bewusst leben – Gesundheit verkörpern

Am Ende jeder echten Heilreise steht kein neues Konzept. Es steht Einfachheit. Nicht weil alles geklärt wäre, sondern weil das Wesentliche wieder spürbar wird. Der indische Ayurveda (die Lehre vom Leben) und die moderne Medizin zeigen in ihrer Tiefe dieselbe Wahrheit: Gesundheit entsteht dort, wo der Mensch aufhört, gegen sich selbst zu leben.

Wenn wir im Einklang mit unserem inneren Maß leben, geschieht etwas Entscheidendes:

- Der Atem wird tiefer.
- Der Körper lässt los.
- Das Nervensystem kommt zur Ruhe.

- Entscheidungen werden klarer.
- Entzündungen verlieren ihren inneren Nährboden.

Viele Erkrankungen unserer Zeit entstehen nicht durch einen Mangel an Wissen, sondern durch einen Mangel an innerer Wahrheit und Authentizität. Viele Menschen empfinden ihr Leben als einen Kampf und Widerstand gegen das, was ist. Bewertungen, Identifikationen, Anhaftungen an nicht nährende Gedanken ummanteln unser Licht und unsere wunderbare Natur mit all den angelegten Potenzialen und Möglichkeiten.

Der Körper reagiert darauf – geduldig, lange, oft leise. Bis er zu sprechen beginnt. Der Ayurveda hat dafür seit Jahrtausenden eine klare Sprache: Was nicht verdaut wird – Nahrung, Emotion, Lebensstil, Überforderung –, wird zur Last.

Heilung beginnt dort, wo wir wieder verdauen lernen: körperlich, emotional, geistig.

Leben feiern – jetzt

Es liegt in unserer Hand, welche Aufmerksamkeit, Zeit und Intensität wir darauf verwenden, immer wieder neu Rahmenbedingungen zu schaffen und zu optimieren, unter denen unser Qi frei fließen und unsere Lebendigkeit sich freier, leichter und kraftvoller entfalten kann.

Alles steht uns zur Verfügung. Wissen und erlebte Erfahrung sind ausreichend vorhanden, um nun tatkräftiger als jemals zuvor all dies in eine praktische Handlung zu überführen. Der Alltag – und damit jeder Augenblick – wartet darauf, neu wahrgenommen, bewertet und mit neuer, so noch nicht dagewesener Handlung belebt zu werden. Nur jetzt ist der Zeitpunkt, allem eine neue Richtung zu geben. Das Schöne ist, dass eigentlich nichts zu tun ist. Sie müssen nichts tun. Das Leben lädt Sie ein, Ihr Leben jetzt zu ändern, indem Sie andere Gedanken denken und alles, was Sie wahrnehmen, einfach anders bewerten.

Beginnen Sie jetzt, in diesem Augenblick damit, Ihr Leben anders zu denken, indem Sie:

- das Leben als Geschenk und Einladung sehen
- alles als Dürfen und nichts mehr als Müssen sehen
- sich von jedem Augenblick und all den kleinsten Geschenken, die er bringt, „verzücken“ lassen
- zulassen, dass alles, was geschieht, für Sie und nicht gegen Sie geschieht
- die Signale und Botschaften Ihres Körpers als Ausdruck seiner Weisheit betrachten und ihnen Gehör schenken
- in Ihren Körper vertrauen und seinen Botschaften und seiner Weisheit auch ganz praktisch folgen
- die innewohnende Weisheit anerkennen und nachhaltiger als je zuvor der Stimme Ihres Herzens folgen
- radikal aufhören, falsche Gedanken zu denken und ihnen Raum zu geben – radikaler Stopp von Selbstzweifel und Selbstvorwürfen
- Körper und Geist verehren durch Zufuhr guter Nahrung, durch regelmäßigen Sport und Entspannung
- täglich zwanzig Minuten meditieren und sich in der Meditation tief vor dem Geschenk dessen verneigen, was Sie haben und sein dürfen
- mutig Neues wagen, bislang Unausgesprochenes ausdrücken und mutig Ihrer Intuition folgen
- der Spur der Faszination und der Großartigkeit dessen, was an Möglichkeiten in Ihnen steckt, mehr Raum geben als Programmen, die scheinbar abgearbeitet werden wollen
- sich von dem berühren lassen, was ist, und in eine neue Welt der Wahrnehmung eintauchen
- sich in jedem Moment vom Leben geküsst fühlen
- darauf vertrauen, dass das Leben immer für Sie sorgt

Erinnern Sie sich: Sie sind einzigartig und wunderbar – alles in Ihnen und um Sie herum ist genau so richtig, wie es ist. Das Leben hält eine Schatzkiste voller Möglichkeiten und Wunder für Sie bereit.

Ich würde mir wünschen, dass es mir gelungen ist, Sie einzuladen und zu ermutigen, Ihre ganz eigene Spur aufzunehmen, um dem zu folgen, was für Sie gut und richtig ist. Dass es Ihnen gelingen möge, mehr und mehr in Ihre ganz eigene Grundschwingung zu finden und dabei ungeahnte neue Möglichkeiten zu entdecken, das Geschenk dieses Lebens erfüllender und für Sie passender zu leben und zu feiern. Fühlen Sie sich vom Leben wachgeküsst und spielen Sie spontan mit den Möglichkeiten und Herausforderungen des Augenblicks.

Lassen Sie sich berühren, atmen Sie in den Augenblick hinein und lassen Sie sich begeistern von dem, was Ihre Sinne Ihnen mitteilen. Staunen Sie und lachen Sie über sich selbst, wenn es einmal nicht so klappt, wie ein Teil von Ihnen es gerne hätte. Vertrauen Sie in Ihre Kraft und erwarten Sie das Beste.

Schlusswort

Wir leben in einer Zeit großer Beschleunigung mit hohem Transformationspotenzial. Ich spüre sie selbst – diese Verdichtung, diese ständige Anforderung, diese Unruhe, die kaum noch Pausen lässt. Stress, Unsicherheit, Informationsflut und gesellschaftliche Spannungen wirken heute stärker als je zuvor. Viele Menschen, die mir begegnen, sind müde geworden. Nicht allein körperlich– sondern seelisch. Emotional. Innerlich.

Doch je länger ich diesen Weg gehe, desto klarer wird mir: Die entscheidende Frage ist nicht, was gerade in der Welt geschieht. Die entscheidende Frage ist, aus welchem inneren Zustand heraus wir ihr begegnen. Denn dieser innere Zustand entscheidet darüber, ob wir im Überleben feststecken oder wieder ins Gestalten kommen. Ob unser Herz sich aus Angst verschließt oder sich aus Vertrauen öffnet. Ob wir uns ohnmächtig fühlen – oder beginnen, innerlich zu erwachen. Dieses Buch ist aus dieser Erkenntnis heraus entstanden. Nicht, um Ihnen zu sagen, wie Sie sein sollten. Sondern um Sie daran zu erinnern, dass Sie wählen können. Dass Bewusstsein kein abstraktes Konzept ist, sondern etwas zutiefst Lebendiges – spürbar im Körper, im Nervensystem, im Herzen.

Ein offenes Herz ist für mich kein romantisches Ideal. Es ist ein Bewusstseinszustand. Ein innerer Raum, in dem Klarheit, Mitgefühl, Mut und Intuition zusammenfinden. In der hawaiianischen Hunatradition heißt es: ALOHA – Liebe ist die höchste Form von Intelligenz. Nicht als Gefühl, sondern als Haltung dem Leben gegenüber. Ich habe gelernt: Wenn sich das Herz öffnet, wird das Leben weiter.

Und wenn es sich schließt, fühlt sich die Welt enger an. Warum gelingt es manchen Menschen, selbst in Krisen offen zu bleiben – während andere im Schmerz gefangen sind? Ich glaube heute, es liegt weniger an den Umständen als an der inneren Orientierung. An der Fähigkeit, den eigenen Zustand wahrzunehmen und ihn Schritt für Schritt zu verändern.

Mir ist wichtig, dass Sie wissen: Sie müssen dafür nichts erzwingen. Herzöffnung geschieht nicht durch Druck. Sie entsteht dort, wo Sicherheit spürbar wird. Wo das Nervensystem zur Ruhe kommt. Wo der Körper sich wieder getragen fühlt. Und wo Sie beginnen, liebevoller mit sich selbst umzugehen.

Wenn ich Ihnen mit diesem Buch an irgendeiner Stelle das Gefühl gegeben habe, ein wenig mehr bei sich selbst anzukommen, dann hat es seinen Zweck erfüllt. Vielleicht hat es Sie eingeladen, langsamer zu werden. Ehrlicher. Achtsamer. Vielleicht hat es Ihnen Mut gemacht, einen kleinen Schritt zu gehen – nicht perfekt, sondern wahrhaftig.

Ich wünsche Ihnen, dass Sie sich selbst mit Freundlichkeit begegnen. Dass Sie Ihrem Körper zuhören. Dass Sie Ihrem Herzen Raum geben. Und dass Sie sich immer wieder daran erinnern: Sie sind nicht hier, um zu kämpfen. Sie sind hier, um bewusst zu leben.

In dem Moment, in dem sich Ihr inneres Niveau verändert, verändert sich nicht sofort die Welt – aber Ihre Beziehung zu ihr. Und genau dort beginnt echte Wandlung.

Gehen Sie Ihren Weg in Ihrem Tempo.

Mit offenem Herzen.

Und mit dem Vertrauen, dass Klarheit wachsen wird.

Ihr Ingfried Hobert

Quellenverzeichnis und weiterführende Literatur

Akong, Rinpoche: *Den Tiger zähmen: Selbstheilung aus der Weisheit Tibets*. Berlin: Ed. Steinreich, 2010.

Ardagh, Arjuna Nick: *Warum nicht jetzt? Satsang mit Arjuna*. Freiburg im Breisgau: Lüchow, 2001.

Bach, Richard: *Die Möwe Jonathan*. Berlin: Ullstein, 2022.

Baker, Ian: *Das große Buch der tibetischen Heilkunst*. Bergisch Gladbach: Lübbe, 1999.

Balsekar, Ramesh S.: *Schuld und Sünde: Der IrrSinn des Verstandes*. Bielefeld: Lüchow, 2011.

Campbell, Joseph: *Der Heros in tausend Gestalten*. Berlin: Insel, 2024.

Capra, Fritjof: *Das Tao der Physik: Die Konvergenz von westlicher Wissenschaft und östlicher Philosophie*. München: Barth, 2012.

Choedrak, Tenzin: *Ganzheitlich leben und heilen: Der Leibarzt des Dalai Lama über sanfte Medizin*. Freiburg im Breisgau: Herder, 2008.

Choedrak, Tenzin: *Der Palast des Regenbogens: Der Leibarzt des Dalai Lama erinnert sich*. Frankfurt am Main: Insel, 1999.

Clark, Barry: *Die Tibeter-Medizin: Die Geheimnisse der Heilkunst aus den Hochtälern des Himalaja*. München: Barth, 1997.

Clifford, Terry: *Tibetische Heilkunst: Einführung in Theorie und Praxis der altbewährten Naturheilkunde der Tibeter*. Berlin: Ullstein, 1990.

Cooper, J. C.: *Der Weg des Tao: Eine Einführung in die Lebenskunst und die Weisheitslehre Chinas*. Reinbek bei Hamburg: Rowohlt, 1996.

Dahlke, Ruediger: *Krankheit als Symbol: Handbuch der Psychosomatik und Integralen Medizin* (31., vollständig überarbeitete und erweiterte Auflage). München: Bertelsmann, 2023.

Dalai Lama XIV.: *Das Buch der Menschlichkeit: Eine neue Ethik für unsere Zeit*. Bergisch Gladbach: Lübbe, 2000.

Dalai Lama XIV.: *Der Weg zum Glück: Sinn im Leben finden*. Freiburg im Breisgau: Herder, 2015.

Dalai Lama XIV.: *Die Weisheit des Herzens*. München: Goldmann, 2004.

Davies, Paul: *Gott und die moderne Physik*. München: Goldmann, 1989.

Davies, Paul: *Mehrfachwelten: Entdeckungen der Quantenphysik*. Köln: Diederichs, 1981.

Donden, Yeshi: *Tibetisches Heilwissen: Gesundheit durch Harmonie*. Freiburg im Breisgau: Herder, 1998.

Englert, Axel: *Die Schöpferkraft in Dir: Heilung durch Bewusstwerdung*. Johannesberg: Eigenverlag, 2006.

Englert, Axel: *König Midas trifft Sterntaler: In jedem Menschen steckt ein Kind*. Norderstedt: Books on Demand, 2009.

Focks, Claudia & Hillenbrand, Norman (Hrsg.): *Leitfaden Chinesische Medizin* (4. Auflage). München: Urban und Fischer, 2003.

Fosar, Grazyna & Bludorf, Franz: *Vernetzte Intelligenz: Die Natur geht online*. Aachen: Omega, 2001.

Fritzsch, Harald: *Eine Formel verändert die Welt: Newton, Einstein und die Relativitätstheorie*. München: Piper, 1993.

Fromm, Erich: *Haben oder Sein: Die seelischen Grundlagen einer neuen Gesellschaft* (33. Auflage). München: dtv, 2005.

Goethe, Johann Wolfgang: *Werke*. München: Beck, 1978.

Greene, Brian: *Das elegante Universum. Superstrings, verborgene Dimensionen und die Suche nach der Weltformel*. München: Goldmann, 2006.

Hawking, Stephen: *Das Universum in der Nußschale*. Hamburg: Hoffmann und Campe, 2001.

Hawking, Stephen: *Eine kurze Geschichte der Zeit*. Reinbek bei Hamburg: Rowohlt, 1998.

Heisenberg, Werner: *Physik und Philosophie* (6. Auflage). Stuttgart: Hirzel, 2000.

Herbert, Nick: *Quantenrealität: Jenseits der neuen Physik*. München: Goldmann, 1990.

Hobert, Ingfried: *Heilgeheimnisse aus Tibet: Verborgene Kraftpotenziale mobilisieren*. Petersberg: Via Nova, 2024.

Hobert, Ingfried: *Mantra Medizin: Die heilsame Kraft der Mantras zur Stärkung der inneren Ausrichtung*. Petersberg: Via Nova, 2022.
Hobert, Ingfried: *Die Ethno Health Apotheke: Die besten Heilpflanzenrezepturen unserer Erde*. Petersberg: Via Nova, 2023.
Jung, C. G.: *Archetypen*. München: dtv, 2014.
Jung, C. G.: *Synchronizität, Akausalität und Okkultismus*. München: dtv, 1990.
Kaku, Michio: *Im Paralleluniversum: Eine kosmologische Reise vom Big Bang in die 11. Dimension*. Reinbek bei Hamburg: Rowohlt, 2005.
Kopp, Zensho W.: *Die Freiheit des Zen: Das Zen-Buch, das alle Begrenzungen sprengt*. Darmstadt: Schirner, 2007.
Korvin-Krasinski, Cyrill von: *Die tibetische Medizinphilosophie: Der Mensch als Mikrokosmos*. Zürich: Origo, 1953.
Krishnamurti, Jiddu: *Über Leben und Sterben: Reflexionen über die letzten Dinge*. Frankfurt am Main: Fischer Taschenbuch, 1998.
Kuhn, Hermann: *Das Gespür für Wachstum: Die neue Dimension des Lebens*. Wunstorf: Crosswind, 1999.
Lao Tse: *Tao-te-king: Vom Weltgesetz und seinem Wirken*. Neuhausen am Rheinfall: Urania,1997.
Li, Christine & Krautwald, Ulja: *Donner, Wind und Berg: Die acht chinesischen Persönlichkeitstypen und das Geheimnis männlicher Potenz*. Frankfurt am Main: Scherz, 2004.
Maciocia, Giovanni: *Die Praxis der Chinesischen Medizin: Die Behandlung von Erkrankungen mit Akupunktur und chinesischer Arzneimitteltherapie*. Kötzting: Verlag für Ganzheitliche Medizin Wühr, 1997.
Maharaj, Nisargadatta: *Ich bin*. Bielefeld: Context, 1989.
Maharshi, Ramana: *Gespräche des Weisen vom Berge Arunachala*. München: Lotos, 2006.
Mountain Dreamer, Oriah: *Die Einladung*. München: Goldmann, 2000.
Murphy, Michael: *Der Quantenmensch*. Wessobrunn: Integral, 1994.
Newberg, Andrew, D'Aquili, Eugene & Rause, Vince: *Der gedachte Gott: Wie Glaube im Gehirn entsteht*. München: Piper, 2003.
Österle, Kurt: *Wenn der Bogen zerbrochen ist – dann schieß! Mit dem Bogenweg die Kunst des Lebens meistern*. Frankfurt am Main: Barth, 2004.

Paracelsus, Philippus Theophrastus: *Astronomia Magna oder die ganze Philosophia sagax der großen und kleinen Welt*. Frankfurt am Main: Lang, 1999.

Platsch, Klaus Dieter: *Psychosomatik in der chinesischen Medizin: Wenn Geist Essenz durchdringt*. München: Urban und Fischer, 2000.

Saint-Exupéry, Antoine de: *Man sieht nur mit dem Herzen gut*. Freiburg im Breisgau: Herder, 2009.

Sheldrake, Rupert: *Das schöpferische Universum: Die Theorie des morphogenetischen Feldes*. Frankfurt am Main: Ullstein, 1993.

Sheldrake, Rupert, McKenna, Terence & Abraham, Ralph: *Denken am Rande des Undenkbaren: Über Ordnung und Chaos, Physik und Metaphysik, Ego und Weltseele* (2. Auflage). München: Piper, 1997.

Starkmuth, Jörg: *Die Entstehung der Realität: Wie das Bewusstsein die Welt erschafft*. Bonn: Eigenverlag, 2005.

Talbot, Michael: *Das holographische Universum: Die Welt in neuer Dimension*. München: Droemer Knaur, 1994.

Talbot, Michael: *Jenseits der Quanten: Wie die neue Physik die Kluft zwischen Wissenschaft und Glauben überbrückt*. München: Heyne, 1990.

Trine, Ralph Waldo: *In Harmonie mit dem Unendlichen*. Stuttgart: Engelhorn, 1994.

Vivekananda, Swami: *Vedanta: Der Ozean der Weisheit*. München: Barth, 1989.

Watts, Alan: *Die Illusion des Ich: On the taboo against knowing who you are*. München: Goldmann, 2005.

Weizsäcker, Carl Friedrich von: *Die Einheit der Natur*. München: dtv, 2002.

Wilde, Stuart: *Grenzenloses Selbst: 33 Schritte zur Wiedererlangung der inneren Kraft*. Darmstadt: Schirner, 2006.

Williamson, Marianne: *Rückkehr zur Liebe*. München: Goldmann, 1993.

Wolf, Fred Alan: *Der Quantensprung ist keine Hexerei: Die neue Physik für Einsteiger*. Stuttgart: Birkhäuser, 1986.

Wolf, Fred Alan: *Parallele Universen: Die Suche nach anderen Welten*. Frankfurt am Main: Insel, 1998.

Zukav, Gary: *Die tanzenden Wu Li Meister: Der östliche Pfad zum Verständnis der modernen Physik*. Reinbek bei Hamburg: Rowohlt, 1981.

Einladung

Am Steinhuder Meer, inmitten von Natur, Weite und Stille, lade ich Sie ein zu einer besonderen Kur:

Dharma & Ruhe – Die Ayurveda-Vagus-Kur

Diese Kur richtet sich an Menschen:

- die viel getragen haben
- die viel Verantwortung leben
- die viel verstanden haben und
- die nun wieder verkörpern möchten

Was Sie erwartet:

- ärztlich begleitete Vagus- und Regulationsmedizin
- ayurvedische Entlastung und Aufbau
- gezielte Heilpflanzen
- Infusionen zur Regeneration
- stille Meditation und Bewusstheit
- Rhythmus, Wärme und Erdung
- kein Leistungsdruck, kein Müssen

Diese Kur will nichts „machen“. Sie will ermöglichen:

- dass Ihr Nervensystem wieder weiß, wie Sicherheit sich anfühlt
- dass Ihr Körper sich erinnert, wie Ordnung schmeckt
- dass Ihr Geist still genug wird, um Ihr Dharma zu hören

Adressen

Kuren am Steinhuder Meer
Praxis für Gesundheit
Dr. med. Ingfried Hobert
Leinenweberstrase 19
31515 Steinhude am Meer
Tel. 05033-95030
www.drhobert.de
team@drhobert.de

Seminare, Ausbildungen und Reisen
EthnoMed-Akademie Dr. Ingfried Hobert
www.ethnomed.de

- Hobert Live Community – monatliche Live Sprechstunde
- Onlineausbildung in „Smarte Medizin", Teil 1 und Teil 2, mit Dr. Ingfried Hobert und Dr. Ruediger Dahlke
- Online Vagus-Challenge
- Ethno Trail Seminarreisen und Segeltörns mit Dr. Ingfried Hobert
- Ausbildung zum Ethno Health Coach
- Neurovitality / Longevity 6-Monats-Challenge: www.neurovitality.de

Naturmedizinrezepturen von Ethno Health
www.altes-heilwissen.de

YouTube-Kanal und Instagram-Videos
www.youtube.com/@dr.ingfriedhobert
www.instragram.com/dr.ingfriedhobert/

Der Vagus Code

Neue Perspektiven für Resilienz und Gelassenheit

Dr. med. Ingfried Hobert

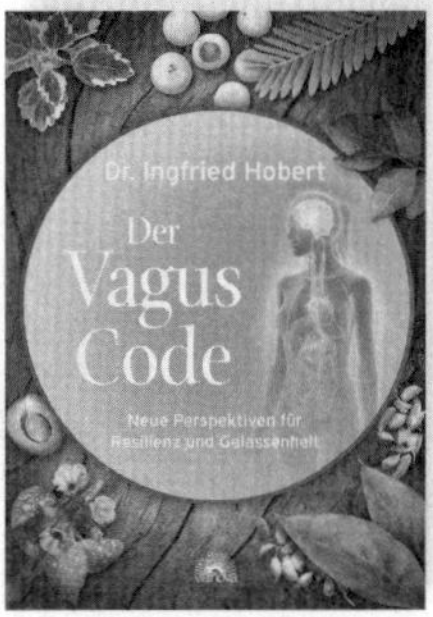

Klappenbroschur, 192 Seiten, ISBN 978-3-86616-547-2 (Printausgabe)
ISBN 978-3-86616-628-1 (E-Book)

Mit *Der Vagus Code* entschlüsselt Dr. Ingfried Hobert das Geheimnis des Vagusnervs – Ihr Schlüssel zu mehr Gesundheit, emotionalem Wohlbefinden und Stressabbau. Dieser Nerv verbindet Ihr Gehirn mit Ihrem Herz, Ihrem Darm und Ihrer Lunge und ermöglicht es Ihrem Körper, in stressigen Zeiten Ruhe und Balance zu finden. *Der Vagus Code* zeigt Ihnen, wie Sie diesen »Heilungsnerv« aktivieren können, um Stress zu reduzieren, Ihre Gesundheit zu stärken und emotionale Stabilität zu erlangen. Lernen Sie, wie Sie durch einfache Atemtechniken, Omega-3-Fettsäuren und natürliche Heilpflanzen den Vagusnerv stimulieren können, um Ihre innere Balance zu finden. Erkunden Sie, wie Herzkohärenz, Achtsamkeit und vagale Stimulation Ihre Resilienz fördern und Ihre Selbstheilungskräfte aktivieren. Viele praktische, leicht in den Alltag zu integrierende Übungen können Ihnen zu mehr Gelassenheit und Freude im Leben verhelfen.

Heilgeheimnisse aus Tibet

Verborgene Kraftpotenziale mobilisieren

Dr. med. Ingfried Hobert

Überarbeitete Neuausgabe mit neuer Ausstattung

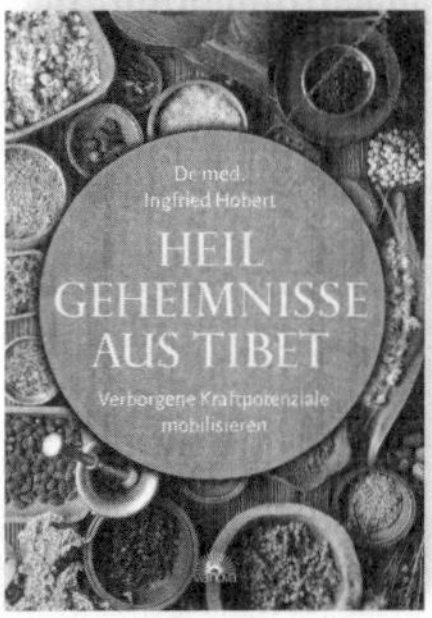

Klappenbroschur, 272 Seiten, ISBN 978-3-86616-545-8

Entdecken Sie die transformative Kraft tibetischer Lebensweisheit für Ihre Gesundheit und Vitalität. Dieses Buch nimmt Sie mit auf eine berührende Reise, auf der altes Heilwissen aus Tibet mit unserem modernen Leben verwoben wird, um ungeahnte innere Potenziale zu entfesseln. Es beleuchtet mit großer Tiefe und breitem Wissen, wie wir durch die Schatten unseres Unbewussten navigieren können, um die darin verborgenen schmerzlichen Wahrheiten zu erkennen und zu heilen. Mit jedem aufgedeckten Geheimnis öffnet sich eine Tür zu unseren inneren Kraftquellen, die es uns ermöglichen, nicht nur unsere Perspektive, sondern auch unsere Gesundheit und unser Wohlbefinden radikal zu verwandeln. Dieses Buch ist mehr als nur eine Lektüre. Es ist ein Wegweiser zu einer tiefgreifenden Selbstentdeckung und Heilung, indem es uns lehrt, die Schmerzen und Herausforderungen des Lebens als Schlüssel zu unserer ungenutzten Lebenskraft zu sehen.

Inseln der Stille

Meditationen für Ruhe, Kraft und innere Balance

Dr. med. Ingfried Hobert

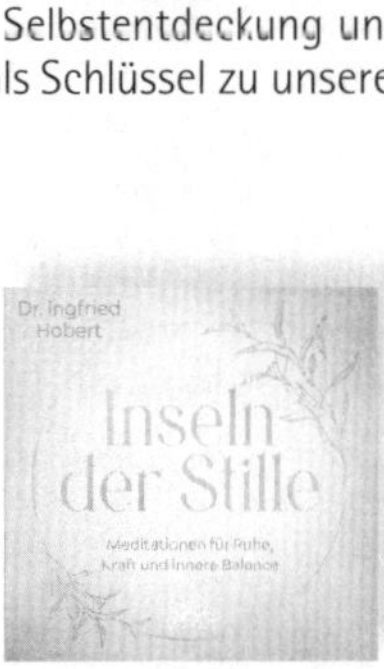

Doppel-CD, Laufzeit: 112 Minuten, ISBN 978-3-86616-551-9

Auf dieser CD stellt Dr. Ingfried Hobert hilfreiche Meditationen vor, die zu unterschiedlichen Tageszeiten angewendet werden können. Sehr einfühlsam führt er den Zuhörer in einen Zustand der Ruhe, Achtsamkeit und tiefen Entspannung. Stimmungsvolle Musik unterstützt das Eintauchen in die innere Welt und fördert das Loslassen des Alltags mit all seinen Aufgaben und Herausforderungen. In der heutigen hektischen und schnelllebigen Zeit wird es immer wichtiger, sich Inseln der Ruhe und Stille zu schaffen. Für Dr. Hobert ist Meditation der Königsweg zu einem langen, gesunden und erfüllten Leben. Die geführten Meditationen bieten die Möglichkeit, im Alltag innezuhalten, zur Ruhe zu kommen und neue Kraft zu tanken.

Yogatherapie und ganzheitliche Medizin

Vorbeugung und Heilung von Krankheiten –
Yoga-Übungen für Anfänger und Fortgeschrittene
Remo Rittiner / Dr. med. Ingfried Hobert

Neuausgabe mit neuer Ausstattung

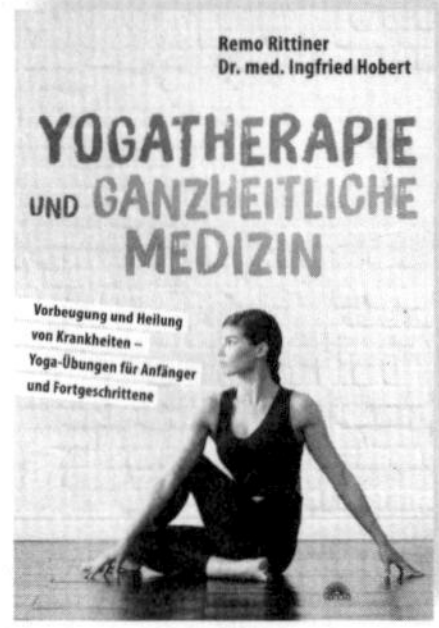

Klappenbroschur, 184 Seiten, 400 farbige Fotos, ISBN 978-3-86616-514-4

Dieses Buch ist für all jene Menschen geschrieben, die an chronischen Krankheiten leiden und nach neuen Wegen der Heilung und Linderung ihrer Beschwerden suchen. Vor dem Hintergrund ganzheitlicher Psychosomatik haben der erfahrene Yogatherapeut Remo Rittiner und der naturheilkundliche Mediziner Dr. Ingfried Hobert spezifische Yogaprogramme entwickelt, die sich schon bei vielen Patienten erfolgreich bewährt haben. Ob Hüftarthrose, Heuschnupfen oder Bandscheibenvorfall, ob Übergewicht, Depression oder Burnout, wer sich auf dieses Übungsprogramm einlässt, hat beste Chancen, seinen Gesundheitszustand ganz wesentlich zu verbessern. Die einzelnen Übungen sind in klarer und verständlicher Form mit vielen Fotos dargestellt und für jeden leicht zu erlernen.

Seelenpartner oder toxische Beziehung?

Wie hochsensible Menschen emotionale Klarheit und Sicherheit finden
Sylvia Harke

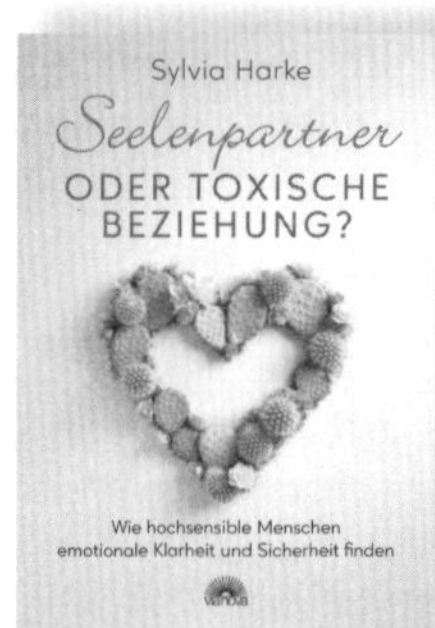

Klappenbroschur, 240 Seiten, ISBN 978-3-86616-542-7 (Printausgabe)
ISBN 978-3-86616-618-9 (E-Book)

Hochsensible und empathische Menschen haben ein erhöhtes Risiko, in toxische Beziehungen zu geraten. Doch ausgerechnet sie suchen aufrichtig nach ihrem Seelenpartner. Als unbewusste Empathen sind sie leider das perfekte Beuteschema von Energievampiren. Hochsensible sind bereit, alles für ihr Gegenüber zu tun und tiefe Verletzungen zu verzeihen. Sie sind beseelt von dem aufrichtigen Wunsch, das Herz des Partners für die Liebe zu öffnen. Ohne das Wissen über narzisstische Persönlichkeiten und den Verlauf toxischer Beziehungen geraten sie immer tiefer in eine Spirale der emotionalen Abhängigkeit, während sich ihr Selbstvertrauen, ihre Gesundheit und ihre emotionale Stabilität immer weiter verschlechtern. In diesem Buch offenbart die Bestsellerautorin und Psychologin Sylvia Harke ein großes Tabuthema, das sich häufig hinter Gesundheitskrisen, Ängsten, Depressionen und Selbstzweifeln hochsensibler Menschen verbirgt: toxische Beziehungen in allen Schattierungen.

Die heilende Kraft des Vertrauens

Zu innerer Klarheit und persönlicher Stärke im Leben finden
Urs-Beat Fringeli

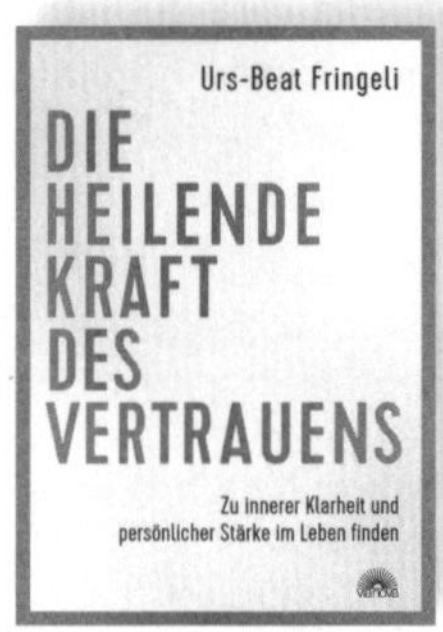

Klappenbroschur, 232 Seiten, ISBN 978-3-86616-543-4 (Printausgabe)
ISBN 978-3-86616-627-1 (E-Book)

Wer mit gutem Grund dem Leben vertrauen kann, wie es das Buch beschreibt, der fördert sein Wohlbefinden. Der innere Mensch wird ins Gleichgewicht gebracht und Heilkräfte werden geweckt. Die Seele, die vertraut, beeinflusst und bewirkt auch die körperliche Vitalität und Gesundheit. Das Buch führt den Leser, die Leserin in die umfassende Dimension eines ganzheitlichen Welt- und Menschenbildes, das die Grundlage dafür bildet, dem Leben wahrhaft und langfristig zu vertrauen. Der Mensch erfährt so Geborgenheit und Sinn. Das Buch berücksichtigt und bestätigt die Ergebnisse der modernen Psychologie und Psychotherapie sowie der Glücksforschung. Es verhilft zu einer Haltung, die das Vertrauen ins Leben trotz Schwierigkeiten und Hindernissen erhält. Gerade sie werden durch eine Anleitung zu mehr Vertrauen überwunden. Eine Seele, die bedingungslos vertraut, ist und wird heil und ganz.